Sarkoidoseleitfaden

Herausgegeben von Karl Wurm

2., unveränderte Auflage

Mit Beiträgen von

Friedrich W. Bettinger
Klaus Kögler
Manfred Kornotzki
Rainer Lesch
Matthias Schrenk
Karl Wurm

16 Abbildungen, 7 Tabellen

Georg Thieme Verlag Stuttgart · New York 2000

Zeichnungen:
Virol Constantinescu, Bukarest

*Die Deutsche Bibliothek –
CIP-Einheitsaufnahme*

Sarkoidoseleitfaden : 7 Tabellen /
hrsg. von Karl Wurm. Mit Beiträgen von
F. Bettinger ... – 2. Aufl. – Stuttgart ;
New York : Thieme, 2000

Wichtiger Hinweis: Wie jede Wissenschaft ist die Medizin ständigen Entwicklungen unterworfen. Forschung und klinische Erfahrung erweitern unsere Erkenntnisse, insbesondere was Behandlung und medikamentöse Therapie anbelangt. Soweit in diesem Werk eine Dosierung oder eine Applikation erwähnt wird, darf der Leser zwar darauf vertrauen, daß Autoren, Herausgeber und Verlag große Sorgfalt darauf verwandt haben, daß diese Angabe **dem Wissensstand bei Fertigstellung des Werkes** entspricht.

Für Angaben über Dosierungsanweisungen und Applikationsformen kann vom Verlag jedoch keine Gewähr übernommen werden. **Jeder Benutzer ist angehalten,** durch sorgfältige Prüfung der Beipackzettel der verwendeten Präparate und gegebenenfalls nach Konsultation eines Spezialisten festzustellen, ob die dort gegebene Empfehlung für Dosierungen oder die Beachtung von Kontraindikationen gegenüber der Angabe in diesem Buch abweicht. Eine solche Prüfung ist besonders wichtig bei selten verwendeten Präparaten oder solchen, die neu auf den Markt gebracht worden sind. **Jede Dosierung oder Applikation erfolgt auf eigene Gefahr des Benutzers.** Autoren und Verlag appellieren an jeden Benutzer, ihm etwa auffallende Ungenauigkeiten dem Verlag mitzuteilen.

© 2000 Georg Thieme Verlag
Rüdigerstraße 14
D-70469 Stuttgart
Unsere Homepage: http://www.thieme.de
Printed in Germany
Satz: Druckhaus Götz GmbH,
D-71636 Ludwigsburg
Gesetzt auf CCS Textline (Linotronic 630)
Druck: Gutmann + Co, D-74388 Talheim

ISBN 3-13-108012-4   1 2 3 4 5 6

Geschützte Warennamen (Warenzeichen) werden **nicht** besonders kenntlich gemacht. Aus dem Fehlen eines solchen Hinweises kann also nicht geschlossen werden, daß es sich um einen freien Warennamen handele.
Das Werk, einschließlich aller seiner Teile, ist urheberrechtlich geschützt. Jede Verwertung außerhalb der engen Grenzen des Urheberrechtsgesetzes ist ohne Zustimmung des Verlages unzulässig und strafbar. Das gilt insbesondere für Vervielfältigungen, Übersetzungen, Mikroverfilmungen und die Einspeicherung und Verarbeitung in elektronischen Systemen.

Vorwort

„Aus der Praxis für die Praxis" ist das Motto des vorliegenden Buches. Dem Charakter eines Leitfadens für den praktizierenden Arzt entsprechend wird über das Wesen der Sarkoidose und die epidemiologische Situation dieser Krankheit nur kurz in betont praxisbezogenen Ausführungen informiert. Die ausführliche Darstellung der im Umgang mit Sarkoidose erforderlichen Kenntnis über die Diagnostik und Therapie nach dem heutigen Wissensstand ist das Anliegen des Leitfadens.

K. Wurm

Anschriften

Bettinger, Friedrich Wilhelm, Dr. med.
Facharzt für Ophthalmologie
Leitender Arzt der Fachkliniken Sonnenhof
79862 Höchenschwand

Kögler, Klaus, Dr. med.
Facharzt für Innere Medizin, Pneumologie
Leitender Arzt der St. Georgsklinik II
79862 Höchenschwand

Kornotzki, Manfred, Priv.-Doz. Dr. med.
Facharzt für Innere Medizin und Kardiologie
Leitender Arzt der St. Georgsklinik I
79862 Höchenschwand

Lesch, Rainer, Prof. Dr. med.
Chefarzt des Pathologischen Instituts des Klinikums Konstanz
Mainaustraße 47
78464 Konstanz

Schrenk, Matthias, Dr. med.
Facharzt für Ophthalmologie
Friedrichstraße 23
79618 Rheinfelden

Wurm, Karl, Prof. Dr. med.
Facharzt für Innere Medizin, Fachkliniken Sonnenhof
79862 Höchenschwand

Inhaltsverzeichnis

Kurzer geschichtlicher Rückblick 1

Epidemiologie 2

Nosologie 3

Immunologie 7

Pathogenese und Stadiengesetzlichkeit 8
Pathogenese 8
Stadiengesetzlicher Verlauf 9
    Stadium I – Primärstadium (Prototyp) 9
    Stadium II – Sekundärstadium (Prototyp der Initialphase) 9
    Stadium III – Fibrosestadium 12
Bedeutung der Stadiengesetzlichkeit 13
    „Stadium 0" und extrathorakale Sarkoidoseerkrankungen 13

Pathologie 15
„Spezifisches" Granulom 15
Ätiologie 16
Disposition zur granulomatösen Entzündung 17
Histologie des Epitheloidzellgranuloms 17
Differentialdiagnose des Granuloms 20
Kveim-Hautreaktion 22
Biopsiediagnostik 22
Zusammenfassung 23

Allgemeine Klinik 24
Akute Sarkoidose – Löfgren-Syndrom 24
    Klinisches Bild 24
    Diagnostik 25
    Verlauf 25
    Prognose 25
    Häufigste Fehldiagnosen 26
Chronische Sarkoidose 26
    Zeitpunkt des Krankheitsbeginns 26
    Anlaß der Krankheitsfeststellung 26
    Klinisches Bild 27
    Organlokalisationen 27

Zweiterkrankungen 28
Diagnostik 28
Verlauf und Dauer 28
Frage der Ausheilung 29
Prognose 29
Häufigste Fehldiagnosen 29

Lungen 30

Klinisches Bild 30
   Objektive Befunde 30
   Mediastinale Lymphome 31
   Erkrankung des Lungenparenchyms 31
Lungenfunktionsstörung 32
   Restriktive Ventilationsstörung 32
   Obstruktive Ventilationsstörung 32
   Diffusionsstörung 32
   Perfusionsstörungen 33
Bronchobiopsie 33
Differentialdiagnose der chronischen Lungensarkoidose 34
Therapie der chronischen Lungensarkoidose 34

Herz und Gefäße 36

Herz 36
   Formen der Herzaffektion 36
   Klinisches Bild 37
   Diagnostik in der Alltagspraxis 38
   Therapie 39
   Häufigste Fehler bei der Behandlung 39
   Management bei Herzsarkoidose 39
Blutgefäße 39

Augen 41

Klinisches Bild 41
Therapie 41
Prognose 42

Sarkoidose der Haut 44

Bewegungsapparat 45

Knochen 45
   Pathogenese 45
   Diagnose und Therapie 46
Skelettmuskulatur 47

Nervensystem 48

Harnorgane 49

Übrige Organe 50
Lymphknoten 50
Milz 51
Leber 51
Verdauungstrakt 51
Endo- und exokrine Organe 51
HNO-Bereich 52
Genitalorgane 52
Blutbildende Organe 52

Sarkoidose im Kindesalter 53

Allgemeine Diagnostik 54
Kriterien der Krankheitsaktivität 55
Allgemeine diagnostische Hinweise bei Sarkoidose 56

Therapie 57
Therapeutisches Ziel 57
Indikationen medikamentöser Therapie 57
Verfügbare Medikamente 58
Corticoide 60
    Nebenwirkungen der Corticoide 60
    Corticoidresistenz 60
    Kontraindikationen gegenüber Corticoiden 60
    Methodik der Corticoidtherapie 61
    Behandlungsdauer 62
    Therapieeffizienz 62
    Bewertung der Corticoidtherapie 62
    Cortisonausweis 64
Therapeutisches Gesamtkonzept 65
    Bewegungstherapie 65
    Diät bei Sarkoidose 65
    Ärztliche Führung 65
Alternative Behandlungsweisen 65

Prognose 67

Sarkoidose und Schwangerschaft 69

Sozialmedizinische Beurteilung 70

Selbsthilfeorganisation 71

Weiterführende Literatur 72

Sachverzeichnis 73

1 Kurzer geschichtlicher Rückblick

Die Historie der Sarkoidose ist in der Medizingeschichte ohne Beispiel und bis zum heutigen Tage faszinierend. Wir wissen nicht, ob es sich um eine alte, erstmals vor etwa 100 Jahren nur als Hautkrankheit beschriebene oder um eine neue, im Industriezeitalter entstandene Krankheit handelt. Auch gibt es keinen Autor, dem die Ehre der Klärung der Ätiologie zugeschrieben werden könnte. Unser heutiges Wissen verdanken wir einer Vielzahl verdienter Autoren, die mit Beschreibungen ganz unterschiedlicher Phänomene jeweils Bruchstücke einer noch verborgenen Krankheit zutage gefördert haben, die auch heute noch die Wissenschaftler mit der Lösung ungeklärter Probleme beschäftigt.

Beginnend mit dem Engländer Hutchinson, dem Franzosen Besnier und dem deutschstämmigen Norweger Boeck waren es in der Folgezeit nicht nur die in Tab. 1 genannten Ärzte, deren Entdeckungen zu Meilensteinen auf dem Wege unseres heutigen Wissenstandes geworden sind. Nicht unwesentlich haben auch die Diskussionen auf den regelmäßig tagenden Sarkoidosekongressen auf internationaler Ebene dazu beigetragen, daß uns heute im Umgang mit der Sarkoidose ein fundiertes Rüstzeug zur Verfügung steht und das viel gebrauchte Attribut der „Rätselhaftigkeit" der Vergangenheit angehört.

Als Folge eines wissenschaftlichen Irrtums war seit 1950 der Kurort Höchenschwand zu einem deutschen Sarkoidosezentrum geworden. Die Augenheilstätte Sonnenhof war von 200–300 Patienten mit chronischer Uveitis, nach damaliger Auffassung eine tuberkulöse Erkrankung, belegt. Bei der obligaten Thoraxröntgenuntersuchung fanden sich relativ oft Patienten mit bihilärer Adenopathie, gelegentlich mit zusätzlicher Lungenveränderung. Die Behandlung dieses seinerzeit noch wenig bekannten, Morbus Boeck genannten Krankheitsbildes, das als „abazilläre Tuberkulose" gedeutet wurde, hatte gleichfalls in einer Heilstätte zu erfolgen. Demzufolge ist dann Höchenschwand mit mehr als 17 000 Sarkoidosepatienten zu einem Zentrum für diese Krankheit geworden.

Tabelle 1 Forscher auf dem Gebiet Sarkoidose

Hutchinson, Jonathan, England (1875–1915)	Lupus vulgaris multiplex
Besnier, Ernst, Frankreich (1831–1909)	Une variété de lupus érythémateux
Boeck, Caesar P. M., Norwegen (1845–1917)	Benign miliary lupoid
Heerfort, Christian, F., Dänemark 1909	Febris uveoparotidea subchronica
Schaumann, Joergen, N., Schweden, 1914 (1934)	Lymphogranulomatosis beningna
Kuznizky, E. und A. Bittorf, Breslau 1915	Boecksches Sarkoid mit Beteiligung innerer Organe
Jüngling, Otto, Breslau 1914	Ostitis multiplex cystoides (Morbus Jüngling)
Kveim, Morten A., Norwegen 1941	Kveim-Reaktion
Löfgren, Sven, Schweden 1947	Löfgren-Syndrom

2 Epidemiologie

K. Wurm

Die Sarkoidose ist weltweit verbreitet. Die vorliegenden Prävalenzzahlen weisen so extreme Unterschiede auf, daß aus ihrer Analyse verwertbare Schlußfolgerungen nicht zu ziehen sind. Die Gründe sind mehrfacher Art: Zum einen sind es die Unterschiede im Niveau des Gesundheitswesens der verschiedenen Länder, denen zufolge aus organisatorischen Gründen eine ausreichende Erfassung nicht erwartet werden kann. Zum anderen können nicht nur die latenten Fälle, sondern wegen diagnostischer Schwierigkeiten auch manifeste Sarkoidosen der Statistik entgehen.

Für die epidemiologische *Situation in Deutschland* ergibt sich ein durchaus zutreffendes Bild, wenn wir die Recherchen in der ehemaligen DDR zugrunde legen (Steinbrück, Scharkoff). Sie sind als gültig nicht nur für die Bundesrepublik, sondern auch für Mitteleuropa zu werten. Dank Meldepflicht jeder Sarkoidoseerkrankung, lückenloser obligatorischer Röntgenreihenuntersuchungen in zweijährigem Turnus und Auswertung durch Fachgremien ist eine fast totale Erfassung des Sarkoidosevorkommens erfolgt, deren Raster lediglich eine geringe Anzahl, besonders solche mit Löfgren-Syndrom, entschlüpft sein mag.

Danach haben wir in Deutschland mit einem Bestand an Sarkoidose (Prävalenz) zwischen 50000 und 60000 und einer jährlichen Zahl an Neuerkrankungen (Inzidenz) von 8,1 – 10,2 auf 100000 Einwohner zu rechnen. Für die Beurteilung der epidemiologischen Situation eines Landes ist jedoch lediglich die Inzidenzzahl ein zuverlässiger Maßstab.

Die Altershäufigkeit zeigt einen Gipfel zwischen 25 und 35 Jahren. Vor der Pubertät ist die Erkrankung an Sarkoidose sehr selten, ebenso im Greisenalter. An akuter Sarkoidose (Löfgren-Syndrom) erkranken junge Frauen mehr als doppelt so häufig wie Männer, insgesamt erkranken jedoch Frauen und Männer etwa gleich häufig. Während der 25jährigen epidemiologischen Erhebungen in der ehemaligen DDR konnte eine Änderung der Erkrankungshäufigkeit nicht ermittelt werden. Epidemien und Endemien wurden nicht bekannt, weshalb eine Übertragbarkeit bzw. Ansteckungsfähigkeit verneint werden muß. Selbst im Falle eines erkrankten Eheteils kommt es zu keiner Übertragung auf den anderen Ehepartner. Erkrankungen beider Ehepartner sind höchst selten und nicht häufiger als sie unter Zugrundelegung der statistischen Prävalenz zu erwarten sind. Desgleichen ist ein gehäuftes Vorkommen bei bestimmten Berufen im Sinne einer Berufskrankheit nicht beobachtet worden. Von speziellem Interesse ist, daß in der Literatur kein Bericht über eine kongenitale Sarkoidoseerkrankung eines Kindes von einer an Sarkoidose erkrankten Mutter bekannt ist.

3 Nosologie

K. Wurm

Die Sarkoidose ist eine *genetisch bestimmte multisystemische Reaktionskrankheit*, die zu ihrer Manifestation lediglich einer auslösenden, inhalativ einwirkenden Noxe bedarf, welche die pulmonale Primäraffektion zur Folge hat. Ein sarkoidosespezifischer Erreger ist nicht nachweisbar. Das auslösende exogene Agens ist wahrscheinlich unbelebter Natur und von unterschiedlicher Beschaffenheit.

Als eigenständige, singuläre Krankheit ist die Sarkoidose keiner anderen Krankheitsgruppe zuzuordnen. Die exogene Bedingtheit und die große Neigung zur Spontanheilung schließen insbesondere eine Einordnung zu Autoimmunkrankheiten oder Kollagenosen aus; wohl aber kann die Anlage zu hyperergischer Reaktionsweise vererbt werden.

Das anatomische Terrain des Krankheitsgeschehens ist das Interstitium, das als Abwehr- und Stützgewebe in allen Organen vorhanden ist. Daraus erklärt sich der Charakter der Sarkoidose als Allgemeinkrankheit und die Vielfalt ihrer klinischen Krankheitsbilder, unter deren Maske das universelle Geschehen dem Arzt gegenüber oft verborgen bleibt. Die klinische Dominanz der befallenen Organe wird bestimmt vom unterschiedlichen Ausmaß des Bindegewebes in ihrer Organstruktur (s. u.).

Bei den Häufigkeitsangaben handelt es sich um grobe Schätzwerte der klinisch manifesten Phänomene, die nicht identisch sind mit dem tatsächlichen Befall der oft latenten, nur anatomisch nachweisbaren Veränderungen. Die in Abb. **1** angegebenen Prozentwerte beziehen sich auf das Krankengut von Höchenschwand, wo die Augenerkrankungen überrepräsentiert vorkommen. Allgemeingültige Zahlen sind nicht verfügbar, da alle Berichte in der Literatur mit dem Faktor der Selektion belastet sind.

Bei Miterkrankung extrathorakaler, klinisch manifester Organe ist zwischen Früh- und Spätmanifestationen zu unterscheiden. Zu ersteren zählen im allgemeinen periphere Lymphome, Milzvergrößerung, Augenerkrankung und Parotitis, zu letzterer Befall von Herz, ZNS, Knochensystem und übrigen Organen; doch ist mit Ausnahmen speziell beim Herzen zu rechnen. Eine einzige Ausnahme betrifft die Nebennierenrinde, über deren Miterkrankung Beobachtungen nicht bekannt sind (Cortisolproduzent!).

Bei der akuten Verlaufsform sind – abgesehen von der Synovitis der Sprunggelenke – extrathorakale Organbeteiligungen sehr selten, obgleich auch schon über Mors subita berichtet worden ist.

Die klinische Manifestation betroffener Organe hängt von mehreren Faktoren ab:

- funktionelle Organsensibilität, z. B. Augen und Verdauungstrakt;
- klinische Nachweisbarkeit, z. B. Lungen und Pankreas;
- unterschiedliche Organtoleranz, z. B. Nervengewebe und Skelettmuskulatur.
- Schließlich spielt auch die unterschiedliche Befähigung der Organe zu Granulombildung, abhängig vom Anteil an lymphoretikulärem Gewebe eine Rolle, wofür Lymphknoten und Gehirn als Extrembeispiel zu nennen sind.

Die Interpretation der Sarkoidose als genetisch bestimmte Reaktionskrankheit gründet sich auf eine Vielzahl von Kriterien. Schon frühzeitig wurde von uns auf die sarkoidosespezifische Gesetzmäßigkeit in der Entstehung und im Ablauf der Krankheit aufmerksam ge-

3 Nosologie

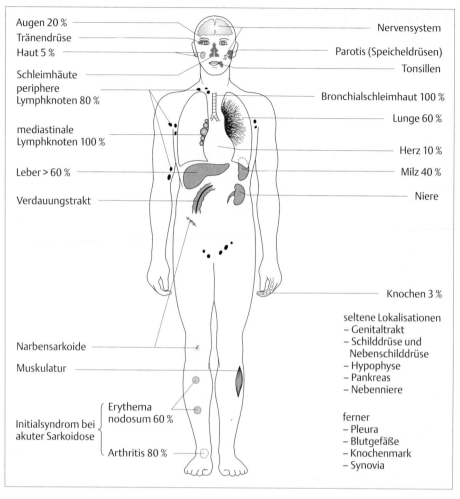

Abb. 1 Sarkoidose als systemische Allgemeinerkrankung mit unterschiedlich häufigem Organbefall. Die Angaben sind grobe Schätzwerte klinischer Manifestationen.

macht. Der erfahrene Kliniker kann sich der in der Röntgenverlaufsserie sichtbaren Stereotypie des Krankheitsgeschehens nicht entziehen. Es handelt sich um ein pathognomonisches Phänomen ohne Parallele im Bereich der intrathorakalen Erkrankungen (Kap. 5), weder bei infektiösen noch anderen exogenen Lungenkrankheiten.

Eine wenig bekannte, aber sehr aufschlußreiche Beobachtung ist das mit dem Ausgangsbefund *röntgenologisch identische Rezidivmuster* der Sarkoidose: Bei florider Sarkoidose im Stadium 2 kommt es nach der mittels Corticoidtherapie erzielten Remission und nach Absetzen weiterer Therapie innerhalb weniger Monate zu einem Rezidiv, das im Röntgenbild das gleiche Befundmuster zeigt wie vor der Therapie. Dies bei keiner anderen infektiösen Erkrankung zu beobachtende Phänomen erlaubt den Ausschluß einer infektiösen Ursache.

Besonders eindeutig kommt die genetische Rolle der Pathogenese der Sarkoidose in der *familiären Häufung* der Sarkoidose unter Blutsverwandten zum Ausdruck. Darauf wurde schon von verschiedenen Seiten hingewiesen, wofür die Sippentafel von Wimann (1974) (Abb. 2) nur ein Beispiel sei. Im Rahmen einer Fragebogenaktion hat Kirsten (1995) in den Familien der Sarkoidosepatienten 7,5 % mehrfache Sarkoidoseerkrankungen ermittelt. Aufgrund gezielter persönlicher Befragung bei eigenen Patienten schätze ich das gehäufte Sarkoidosevorkommen unter nahen Blutsverwandten sogar auf 10 %.

Im *Verhalten eineiiger Zwillinge* kommt der die Pathogenese der Sarkoidose bestimmende genetische Kode am eindeutigsten zum Ausdruck, wie ein auch von uns jüngst beobachtetes Beispiel zeigt:

Bei den beiden Zwillingen weiblichen Geschlechts wurde im Alter von 19 Jahren aus Anlaß einer röntgenologischen Umgebungsuntersuchung die bis dahin klinisch völlig latente Sarkoidose im Röntgenstadium II festgestellt. Es handelt sich um eine primär latente chronische Verlaufsform der Sarkoidose. Die weiter zurückliegende Biografie der beiden Zwillinge weist einen geradezu identischen Lebenslauf auf. Die Konkordanz des Erkrankungsalters und des Krankheitsverlaufes sind geeignet, in der beiderseitig genetischen Konstellation die Primärursache der Sarkoidose zu sehen, die lediglich zur klinischen Manifestation eines auslösenden exogenen Agens bedarf. Letzteres ist wahrscheinlich auf-

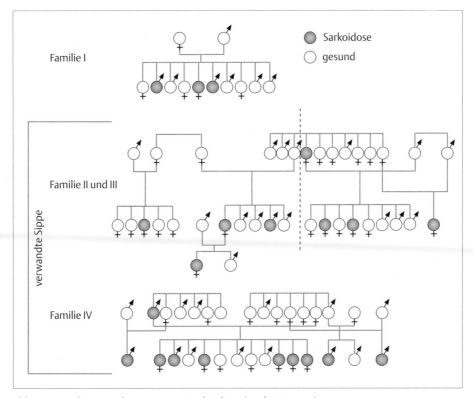

Abb. 2 Familiäres Vorkommen von Sarkoidose (nach Wimann).

grund bisheriger epidemiologischer Erfahrungen verschiedenartiger, sowohl belebter wie unbelebter Natur, kommt ubiquitär vor und wird auf inhalativem Wege aufgenommen.

Auch mit der Notwendigkeit oft jahrelanger ununterbrochener Corticoidtherapie unterscheidet sich die Sarkoidose von allen durch einen exogenen Erreger verursachten infektiösen Erkrankungen. Die Suppressionstherapie zielt nicht auf die Eliminierung eines äußeren Erregers, sie ist gegen die endogene, genetisch bestimmte Reaktionsweise des Patienten gerichtet und kann somit als ätiotrop gerichtete Therapie bewertet werden.

In Ländern mit ausreichender epidemiologischer Erfassung, wofür die ehemalige DDR genannt sei, zeigen die Inzidenzzahlen über Jahrzehnte hin keine nennenswerten Häufigkeitsschwankungen wie bei Epidemien von erregerbedingten infektiösen Erkrankungen, was als Hinweis auf die endogen bestimmte Pathogenese zu werten ist.

Weitere Hinweise auf die genetisch bestimmende Prädisposition hinsichtlich Krankheitsanfälligkeit und Art des klinischen Krankheitsbildes sind Beobachtungen über Unterschiede zwischen den Menschenrassen, die Abhängigkeit von Alter und Geschlecht sowie Beziehungen zu HLA-Typen.

Die aufgeführten, in der Pathogenese der Sarkoidose mitwirkenden Faktoren sind jeder für sich allein als Hinweis auf die genetische Prädisposition der Sarkoidose zu werten. Der Summe ihrer Vielfalt jedoch kommt das Gewicht eines nicht widerlegbaren Indizienbeweises zu.

Aus der Sicht der geschilderten klinischen Beobachtungen, aber auch der epidemiologischen Recherchen ergibt sich, daß wir es bei der Sarkoidose mit einer *genetisch bestimmten Reaktionskrankheit* zu tun haben. Schon 1955 hat E. Uehlinger die Auffassung von einer Reaktionskrankheit vertreten, bei welcher konstitutionelle Faktoren die Rolle der exogenen ätiologischen Faktoren weit übersteigen.

Es ist zu erwarten, daß mit der noch ausstehenden Identifizierung des Sarkoidosegens die seit Jahrzehnten diskutierte Frage hinsichtlich der *Ätiologie* der Sarkoidose ihre definitive Antwort erhalten wird.

Literatur

Kirsten, D.: Sarkoidose in Deutschland. Pneumonologie 49 (1995) 378

Uehlinger, E.: Pathologische Anatomie des Morbus Boeck. Beitr. Klin. Tuberk. 114 (1955) 17

Wimann, S. G.: Familiar occurence of sarcoidosis. Proc. VIth Inter. Conf. Tokyo 1974

Wurm, K., H. Reindell: Die Stadienlehre der Sarkoidose. Dtsch. med. Wschr. 25 (1983) 1028

4 Immunologie

K. Wurm

Das Immunsystem spielt in der Pathogenese der Sarkoidose eine entscheidende Rolle. Die immunologischen Besonderheiten der Krankheit geben Einblick in das Wesen der Sarkoidose. Nur die in der Praxis interessierenden Immunreaktionen seien hier geschildert. Bei der Mehrzahl der Patienten besteht Tuberkulinanergie, Ausdruck peripherer Anergie, die oft mit Lymphopenie im Blutbild einhergeht. Die Kveim-Reaktion ist heute diagnostisch bedeutungslos, zumal das Antigen im Handel nicht erhältlich und mit der Gefahr der AIDS-Übertragung verbunden ist. Die Kveim-Reaktion ist außerdem ein sichtbares Phänomen von zirkulierenden Immunkomplexen, die in der Pathogenese und Gereralisation eine Rolle spielen und bei der Hälfte der Patienten nachweisbar sind. Auch die oft erhöhten Titer von IgG, IgA und IgM sind zu erwähnen.

Bei Ausheilung der Sarkoidose entsteht Immunität. Über eine zweimalige Erkrankung ist nur in seltenen Fällen von akuter Sarkoidose von Kirsten (1995) berichtet worden.

Literatur

Kirsten, D.: Sarkoidose in Deutschland. Dtsch. med. Wschr. Pneumonologie 49 (1995) 378

Matthys, H.: Interstitielle Lungenfibrosen, Pneumokoniosen und Lungensarkoidose. Therapiewoche 34 (1984)

Müller-Querheim, I.: Immunologische Zellreaktion bei Sarkoidose. Immun. u. Infekt. 23 (1995) 80

5 Pathogenese und Stadiengesetzlichkeit

K. Wurm

Pathogenese

Die Sarkoidose nimmt von der pulmonalen Primäraffektion ihren Ausgang. Daraus ergibt sich zwangsläufig die Annahme eines auf inhalativem Wege einwirkenden exogenen Agens. Den weltweiten epidemiologischen Recherchen zufolge ist ein spezifischer Sarkoidoseerreger nicht anzunehmen. Es handelt sich um ein unbelebtes Agens oder deren mehrere, wenngleich angesichts neuer Erkenntnisse ein belebtes Agens (Slow virus, Prionen) nicht mit letzter Sicherheit verneint werden kann. Danach läßt sich die Sarkoidose als eine Reaktionskrankheit charakterisieren. Ihr klinisch auffällig uniformer, d. h. stadiengesetzlicher Ablauf ist Ausdruck genetischer Gestaltungsfaktoren (S. 3). Die individuelle Konstellation des genetischen Kodes entscheidet über Krankheitsanfälligkeit, Art des Verlaufs und Ausgang der Sarkoidose, wogegen die auslösenden Faktoren, wenngleich anscheinend unabdingbar, von nachgeordneter pathogenetischer Bedeutung sind.

Das Sarkoidosegranulom (S. 17 ff.), eine Ansammlung immunkompetenter Zellen in Form eines 1–2 mm großen Knötchens, führt im Unterschied zum tuberkulösen Tuberkel nicht zum Gewebezerfall, bildet sich entweder zurück oder wandelt sich in Narbengewebe (Fibrose) um. Da weder toxische Zerfallsprodukte entstehen, noch ein giftproduzierender Erreger im Spiele ist, erklären sich im klinischen Krankheitsbild das oft völlige Fehlen von Intoxikationserscheinungen und das oft lange bestehende Wohlbefinden des Patienten, auch die relative Beschwerdearmut bei objektiv ernsten Organveränderungen.

Das krankmachende Prinzip ist bei chronischer Sarkoidose im Unterschied zur akuten Sarkoidose ähnlich den gutartigen Tumoren vorwiegend mechanischer Natur. Infolge Raumbeanspruchung der Granulome im Interstitium kommt es zur Verdrängung geweblicher Strukturen und auf diesem Wege in den befallenen Organen zu Funktionsstörungen. Siedeln sich bei Lungenveränderungen die Granulome zwischen Alveolarepithel und Lungenkapillaren an, so führt das zu einer Verlängerung der Diffusionsstrecke und damit Erschwerung der Sauerstoffaufnahme, was bei größerem Ausmaß Atemnot verursacht. Bilden sich bei Befall der Blutgefäße intramurale Granulome, so kann als Folge ein Gefäßverschluß an den Herzkranzarterien Angina pectoris oder Infarkt auslösen und innerhalb der Lunge zu Kavernenbildungen oder Hämoptysen führen. Eine auffallend oft anzutreffende Atelektase betrifft den Mittellappen (Mittellappensyndrom) und ist durch einen granulomatösen Bronchusverschluß bedingt. Bei Miterkrankung der Augen führt die Verlegung des Abflusses von Kammerwasser zu intraokulärer Drucksteigerung, dem Glaukom. Der Befall von Nervenscheiden hat sensible bzw. motorische Ausfälle zur Folge, bei Betroffenheit des Reizleitungssystems des Herzens kommt es zu Rhythmusstörungen.

Eine eigene Beobachtung der Verlegung des Aquaeductus Sylvii durch ein knapp linsengroßes Granulomkonglomerat führte zu Hirndruck mit Vortäuschung von Hirntumor und Hydrozephalus. Eine zunächst erfolgreiche Operation mit Anlage einer Drainage in die V. subclavia konnte schließlich den tödlichen Ausgang nicht abwenden.

Bezüglich der Letatität sind alle Statistiken mit der Unsicherheit der Selektion belastet. Auch sind keine Publikationen bekannt, aus welchen die Auswirkung der Corticoidtherapie auf die Letalität der Sarkoidose ersichtlich wäre. Vielfach bleibt ohne Obduktion ungeklärt, ob der Tod Folge der Sarkoidose oder speziell bei älteren Menschen trotz noch bestehender Sarkoidose auf eine andere Ursache zurückzuführen ist. In Deutschland ist die Letalität der Sarkoidose insgesamt auf 3 % zu schätzen, wobei auch die niemand bekannte Zahl von latenten Sarkoidoseverläufen berücksichtigt ist.

Von aktuellem Interesse hinsichtlich des tödlichen Ausganges ist für den Arzt die Kenntnis des organbezogenen Sarkoidosetodes. An der Häufigkeitsspitze steht der Herztod infolge Sarkoidose des Myokards (Mors subita!). Seltener wird ein Cor pulmonale chronicum zur Todesursache. An zweiter Stelle folgt respiratorische Insuffizienz im Stadium III, wobei meist ein interkurrenter pulmonaler Infekt das zu erwartende Ende vorzeitig herbeiführt. Selten kommt es durch Sarkoidose extrathorakaler Organe (ZNS, Nieren u. a.) oder Milzruptur zum tödlichen Ausgang.

Stadiengesetzlicher Verlauf

Der stadiengesetzliche Verlauf der Sarkoidose, wie er in der Röntgenverlaufserie sichtbar wird, ist von einmaliger Art. Als *pathognomonisches Merkmal* ist er ein wesentlicher Bestandteil für das Sarkoidoseverständnis, ein Phänomen, das nur mit der genetischen Bedingtheit der Sarkoidose erklärbar ist.

Die erstmals von Wurm u. Reindell (1954, 1955, 1958), sowie Wurm (1983) konzipierte Stadiengesetzlichkeit, später mit nur unwesentlichen Änderungen auch von anderer Seite bestätigt (Turiaff 1964, Siltzbach 1967, Böttger 1982), ist heute weltweit anerkannt und im ärztlichen wie wissenschaftlichen Gebrauch (De Remée 1983). Im Unterschied dazu läßt die frühere Aufteilung in verschiedenartige röntgenologische Typen die sarkoidosespezifische Dynamik des prozeßhaften Krankheitsablaufes nicht erkennen.

Diese Gesetzlichkeit wird in ihren Grundzügen in den schematischen Abb. **3** und **4** und mit Wiedergabe einschlägiger Röntgenbilder (Abb. **5–7**) eines Patienten gezeigt.

Stadium I – Primärstadium (Prototyp)

Große doppelseitige mediastinale Lymphome, überwiegend bihilär; oft von tumorartiger Größe, gegenüber den Lungen scharf begrenzt; polyzyklisch konfiguriert. Zuweilen von langdauernder, über Jahre hin von unveränderter Befundkonstanz. Spontane Rückbildung in ca. 40%. Lungenfunktion normal (Abb. **5**). Weiterer Stadienverlauf desselben Patienten s. Abb. **15 a** und **b**, S. 63.

Stadium II – Sekundärstadium (Prototyp der Initialphase)

Anfänglich nur perihilär und peripherwärts abnehmend, überwiegend netzförmig und kleinfleckige Verdichtungen, Mittelfelder am stärksten betroffen, rechtsseitig stärker als links, später oft über die ganzen Lungen verteilt, zuweilen unter dem Bild einer Miliartuberkulose. Unter der Vielfalt der Befunde werden gelegentlich den Tumormetastasen ähnliche Bilder oder Kavernen angetroffen. Die Hiluslymphome sind nunmehr verkleinert im Sinne eines pathognomonischen Antagonismus zwischen zunehmenden Lungenveränderungen und abnehmender Lymphomgröße (als sarkoidosespezifisches Phänomen ein verläßliches Differentialdiagnosezeichen). Völlige Rückbildung ist möglich. Die Einbuße der Lungenfunktion ist sehr unterschiedlich und stimmt keineswegs mit dem optischen Ein-

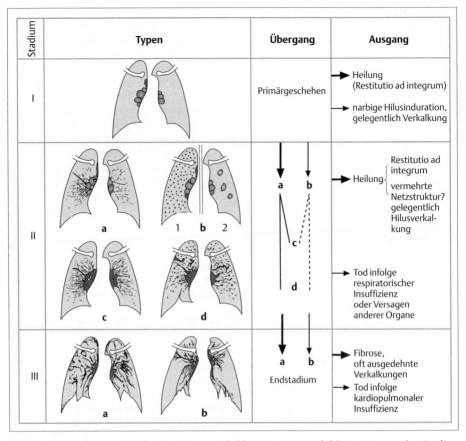

Abb. 3 Sarkoidosespezifische Stadiengesetzlichkeit im Röntgenbild. Prototypen der Stadien als Folge von lymphogener (a), hämatogener (b) oder kombinierter (c) Ausbreitung. d = Fibrose.

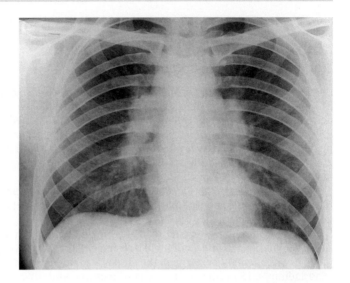

Abb. 5 Prototyp im Röntgenstadium I.

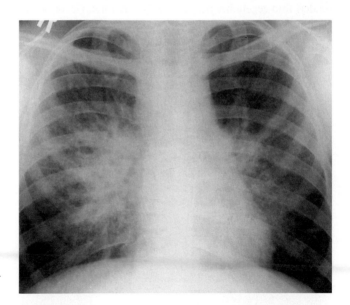

Abb. 6 Prototyp der Initialphase im Röntgenstadium II.

◀ Abb. 4 Dynamik der zeitlichen Stadienfolge. Die Sarkoidose beginnt in allen Fällen mit intrathorakaler Primärinfektion. Sie kann in jedem Stadium haltmachen. Die verschiedenen Stadien sind nicht Ausdruck von Schweregraden; geringe Fibrose im Stadium IIIb ist von geringerer Bedeutung als ausgedehnte Veränderungen im Stadium II.

druck überein. Oft sind pleurale Verdickungen, sehr selten auch pleurale Ergußbildung, erkennbar (Abb. 6).

Stadium III – Fibrosestadium

Die hier anzutreffenden Bilder sind ebenfalls vielfältig. Zwar sind noch immer mediastinale Lymphome vorhanden, die in konventionellen Röntgenaufnahmen in den narbig veränderten und hochgezogenen Hili nicht erkennbar, wohl aber mediastinoskopisch in jedem Fall noch als Restlymphome nachweisbar sind. Die Basalfelder erscheinen gelegentlich emphysematös, oft finden sich pleurale Verschwielungen und zipflige Ausziehungen am Zwerchfell. Nicht selten sind schalenartige Verkalkungen der vorausgegangenen Lymphome festzustellen (Abb. 7).

Der Schweregrad funktioneller Einbuße ist höchst unterschiedlich: Bei nur geringen Narbenfeldern ist die Lungenfunktion noch normal, bei ausgedehnter Fibrosierung lebensbedrohlich eingeschränkt.

Unsere Unterteilung in Stadium III a als einem Gemisch von proliferativen und fibrotischen Veränderungen und Stadium III b als reiner Fibrose wird von anderer Seite als Stadium III bzw. Stadium IV bezeichnet. Die für das Stadium III bisher verwendete Bezeichnung „Endstadium" im Sinne des anatomischen Prozesses wird zuweilen vom Patienten mißverstanden als auf seine Lebenserwartung bezogen und dann als bedrohliche Belastung empfunden. Ihm gegenüber mag der Vergleich mit einer Narbe nach ausgeheilter Wunde hilfreich sein.

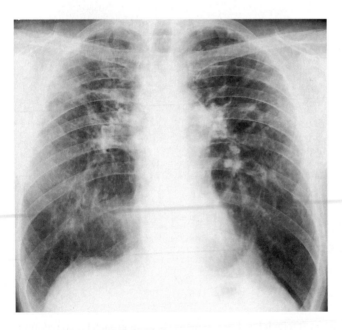

Abb. 7 Prototyp im Röntgenstadium III (Fibrosestadium).

Bedeutung der Stadiengesetzlichkeit

- Diagnostisch ist der Nachweis intrathorakaler Veränderungen ein Postulat, dessen Fehlen die Diagnose grundsätzlich in Frage stellt. Dieser Gesichtspunkt ist von aktueller Bedeutung, wenn histologisch der Befund von Epitheloidzellgranulomen – etwa durch Leberbiopsie – erhoben worden ist, aber das klinische Gesamtbild nicht einer Sarkoidose entspricht.
- Differentialdiagnostisch ist bereits bei Vorliegen einer Röntgenverlaufserie eine Abgrenzung gegenüber zahlreichen anderen Lungenkrankheiten möglich. Der beschriebene Befundwandel (Antagonismus) im Röntgenbild ist für Sarkoidose spezifisch und in ähnlicher oder gar identischer Weise bei keiner anderen Lungenerkrankung anzutreffen.
- Für die Indikationsstellung therapeutischer Maßnahmen sind die Stadienzugehörigkeit und der Befundwandel im Sinne der Krankheitsaktivität entscheidende Gesichtspunkte.
- Für die Beurteilung der Prognose können aus dem intrathorakalen Geschehen wichtige Hinweise bezüglich wahrscheinlicher Krankheitsdauer und vorraussichtlichem Ausgang gewonnen werden.
- Für den Gutachter ist bei der Beurteilung von Zusammenhangsfragen die Ermittlung des Zeitpunktes des Krankheitseintrittes oft entscheidend, wofür die Verlaufserie mit einem obligaten Primärstadium verläßliche Anhaltspunkte liefern kann.

Der zeitliche Ablauf von einem Stadium zum anderen kann sich rasch – im Verlauf von Wochen – oder langsam – erst nach Jahren – vollziehen. Die Ursache ist unbekannt. Ebenso unterschiedlich ist die Chance der Spontanheilung, die nicht nur in der Hälfte bei Stadium I, sondern nicht selten auch noch im Stadium II zu beobachten ist. Der stärkere Befall der rechtsseitigen Lunge ist die Regel.

„Stadium 0" und extrathorakale Sarkoidoseerkrankungen

In etwa 2 % aller Sarkoidoseerkrankungen werden Fälle von extrathorakaler Sarkoidose ohne pathologischen Thoraxröntgenbefund angetroffen und nach Deremee (1983) als Stadium 0 bezeichnet. Eine derartige Situation scheint mit unserer Auffassung, wonach jede Sarkoidose ihren Ausgang von einer pulmonalen Primäraffektion nimmt, in Widerspruch zu stehen und bedarf einer Stellungnahme.

Der Begriff „Stadium" beinhaltet ein prozeßhaftes Geschehen in einer zeichtlichen Abfolge des Krankheitsverlaufes. Stadium 0 hingegen bezeichnet einen statischen Zustand ohne Bezug auf vorher und nachher und ist hinsichtlich der Dynamik des Geschehens bei Sarkoidose eine unzutreffende oder gar irreführende Bezeichnung.

Bei der akuten Verlaufsform, dem Löfgren-Syndrom, beginnt die Sarkoidose mit so ausgeprägter Symptomatik zeitgleich mit dem Auftreten mediastinaler Lymphome als Stadium I. Von einem vorausgegangenen Krankheitsgeschehen ohne mediastinale Lymphome ist nichts bekannt.

Bei der chronischen Sarkoidose mit meist initial latentem Prozeß von langer Dauer ist mit zwischenzeitlich hinzukommenden extrathorakalen Organbeteiligungen zu rechnen, bei deren späterer klinischer Manifestation die mediastinalen Lymphome sich schon zurückgebildet haben können. In solchen Fällen ist die konventionelle Röntgenaufnahme normal; mediastinoskopisch sind aber laut Maaßen (pers. Mitteilung) noch immer Restlymphome nachweisbar. Hier kann die Beschaffung früherer, auswärts angefertigter Röntgenfilme manchmal weiterhelfen. Die Annahme eines Stadiums 0 kann aber auch Folge ungenügender Untersuchung sein. In Zweifelsfällen sollte auf Bronchoskopie mit transbronchialer Lungenbiopsie, bronchoalveoläre Lavage und Mediastinoskopie nicht verzichtet werden.

Sofern in fraglichen Fällen eine Klärung nicht gelingt, schlagen wir, um nichts zu präjudizieren, als diagostische Formulierung „granulomatöse Erkrankung der/des ...... (Verdacht auf Sarkoidose)" vor, um die endgültige Klärung vom weiteren Verlauf abhängig zu machen. Eine solche Stellungnahme erscheint speziell angebracht, wenn die Annahme einer Sarkoidose allein auf einem histologischen Befund ohne entsprechendes klinisches Gesamtbild beruht.

Literatur

Böttger, D.: Sarkoidose. Barth, Leipzig 1982

DeRemee, R. A.: The roentgenografic staging of sarcoidosis. Chest 83 (1983) 128

Maaßen, W.: Tuberkulose heute. Sarkoidose. Grünenthal, Stolberg 1982

Siltzbach, L. E.: Clinical features and management of sarcoidosis. Med. Clin. N. Amer. 51 (1967) 483

Turiaff, J.: Les inscriptions radiographic in attendues de la sarcoidose pulmonaire. Rev. Tuberc. 28 (1964) 68

Wurm, K., H. Reindell: Klinisch-röntgenologische Untersuchungen bei Morbus Boeck. Klin. Wschr. 32 (1954) 1078

Wurm, K., H. Reindell: Röntgenologische Untersuchungen zur Pathogenese des Morbus Boeck. Dtsch. med. Wschr. 36 (1955) 129

Wurm, K., H. Reindell, L. Heilmeyer: Der Lungenboeck im Röntgenbild. Thieme, Stuttgart 1958

Wurm, K.: Sarkoidose. Thieme, Stuttgart 1983

6 Pathologie

R. Lesch

1875 hat Hutchinson zuerst die Hautveränderungen der Erkrankung beschrieben, Schaumann 1917 dann gezeigt, daß sie nur eine Manifestation eines generellen Leidens mit Befall zahlreicher Organe und Gewebe darstellen. Boeck definierte 1899 das rein produktive Epitheloidzell- und Riesenzellgranulom als das morphologische Substrat. Er sprach von sarkomähnlicher Reaktion, Schaumann später von Lymphogranuloma benigna. Beide Begriffe legen nahe, es könne sich um eine zumindest gutartige Tumorform des lymphohistiozytären Systems handeln. Wir wissen jedoch heute, daß dieses Granulom nicht Ausdruck einer Tumorerkrankung, sondern einer bestimmten Phase einer chronischen Entzündung ist.

Die Erkrankung kann somit klinisch oder morphologisch definiert werden oder durch die Kombination beider Kriterien. Mitchell und Scadding definierten sie als eine „generalisierte, nicht verkäsende Epitheloidzell- und Riesenzell-Granulomatose", stellten also das morphologische Substrat in den Vordergrund der Definition.

„Spezifisches" Granulom

Durch diesen charakteristischen Befund des Epitheloidzellgranuloms wird die Sarkoidose in die Gruppe der spezifischen Entzündungen eingereiht (Tuberkulose, Silikose, Lues, Berylliose u.a.). Dabei wird zu zeigen sein, daß der Begriff der Spezifität mit aller Zurückhaltung zu gebrauchen ist. Zahlreiche Erkrankungen, deren Ursachen eindeutig von denen der Sarkoidose abzugrenzen sind (Abb. **8**), gehen mit der Ausbildung „klassischer" Sarkoidosegranulome einher, so daß die anfängliche Euphorie, einen „spezifischen" Befund vor sich zu haben, der ernüchternden Erkenntnis gewichen ist, daß dieses Granulom auch nur eine unspezifische Manifestation einer Entzündung darstellt.

Aus dieser Einsicht resultierte 1975 die Änderung der Definition von Mitchell und Scadding auf der 7. Internationalen Konferenz über Sarkoidose und andere granulomatöse Erkrankungen in New York: „Die Diagnose wird dann als höchstwahrscheinlich angesehen, wenn die klinischen und radiologischen Befunde durch den Nachweis nicht verkäsender Epitheloidzellgranulome in mehr als einem Organ gestützt werden". Diese Definition hat insofern theoretische Bedeutung, als bereits der Nachweis von Granulomen in einem Organ bei typischem klinischem Bild ausreicht, um die Diagnose zu sichern (heutige Definition S. 3).

Andererseits ist es unzulässig, allein aus dem morphologischen Substrat die Diagnose einer Sarkoidose zu stellen. Werden „Sarkoidosegranulome" zum Beispiel bei bioptischen Organuntersuchungen als Zufallsbefund festgestellt, dann kann der Morphologe in seiner Begutachtung allenfalls differentialdiagnostische Erwägungen anstellen und den Kliniker auf die Möglichkeit des Vorliegens einer Sarkoidose hinweisen. Die Leber als Beispiel weist mit 65% eine hohe Befallrate bei der Sarkoidose auf und ist ja auch bei einer Vielzahl anderer Erkrankungen Ziel diagnostischer Untersuchungen. MacSween und Kollegen haben sich der Mühe unterzogen, aus der Weltliteratur 133 verschiedene Ursachen zusammenzutragen, die in der Leber rein produktive Epitheloidzell- und Riesenzellgranulome induzie-

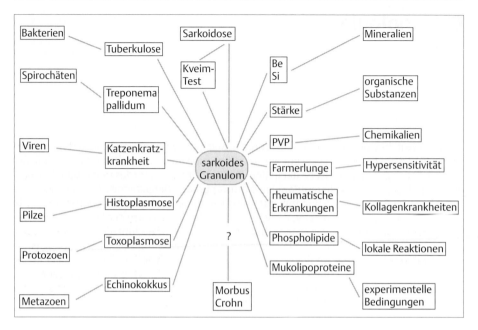

Abb. 8 Verschiedene Ursachen, die zu Sarkoidose- oder sarkoidoseähnlichen Granulomen führen können.

ren, davon allein 49 im allgemeinen Therapiespektrum gängiger Medikamente. Dies gilt in unterschiedlicher Vollständigkeit auch für andere Organe und Organsysteme.

Ätiologie

Die Ätiologie ist nach wie vor unklar. In Varianten werden zwei Hypothesen diskutiert:
- Ein noch nicht definierter Partikel induziert eine zelluläre Reaktion des Mesenchym-Makrophagen-Systems, die in einer Granulombildung besteht.
- Menschen mit genetisch determinierten, von der Norm abweichenden Reaktionen des Immunsystems zeigen unter bestimmten Bedingungen eine Granulombildung.

Die erste Hypothese basiert auf der Ähnlichkeit des Sarkoidosegranuloms mit dem rein produktiven Granulom der Tuberkulose und auf tierexperimentellen Erfahrungen der Granulominduzierung durch Eiweißkörper. Die zweite Hypothese wird neuerdings durch Untersuchungen an Material bronchoalveolärer Lavagen unterstützt. Immunhistochemisch sind Lymphozytensubpopulationen von HLA-DR+-Lymphozyten und CD57+Natural-killer-Zellen zu differenzieren. Erstere sind bei aktiven Krankheitsformen oft erhöht. Beide sind jedoch differentialdiagnostisch noch nicht von Bedeutung. Anders die T-Helfer-Lymphozyten, ist doch der CD4-CD8-Quotient bei der Sarkoidose deutlich erhöht. Die lokale Akkumulation von T-Helfer-Zellen führt zu einer Freisetzung proinflammatorischer Cytokine und dadurch zur Makrophagenrekrutierung und -aktivierung mit nachfolgender Granulombildung. Sie zeigen eine verstärkte Antigenpräsentation und sezernieren Interleukin-1. Die aktivierten T-Zellen sezernieren Interleukin-2, andere exprimieren den Rezeptor für Interleukin-2. Auf diese Weise kommt es zur Interleukin-2-gesteuerten T-Zell-Proliferation.

Disposition zur granulomatösen Entzündung

Daß die Disposition des Mesenchyms bei der Induktion von Granulomen eine große Rolle spielt, ist schon daran abzulesen, daß die granulomatöse Reaktion im Experiment durch Prämedikation mit Cortisol unterdrückt werden kann. Charakteristischerweise kann nach Beginn einer Cortisolbehandlung der Sarkoidose auch beim Menschen eine diagnostische Kveim-Reaktion meist nicht mehr ausgelöst werden.

Die Bedeutung der Disposition des Gesamtorganismus für die Induktion von Granulomen ist am Beispiel der Tuberkulose am besten belegt. Einerseits kann sich bei Bestehen einer negativen Anergie ein nekrotisierender, fast reaktionsloser Prozeß entwickeln. Im anderen Extrem besteht bei positiver Anergie eine völlige Reaktionslosigkeit. Der Organismus kommt zwar mit dem Antigen in Berührung, erkrankt aber nicht. Dazwischen liegen alle Übergänge vom rein produktiven Epitheloidzellgranulom bis zum verkästen, exsudativen Tuberkel.

Histologie des Epitheloidzellgranuloms

Das Epitheloidzellgranulom der Sarkoidose besteht überwiegend aus Epitheloidzellen, Makrophagen und mehrkernigen Riesenzellen vom Langhans-Typ. Sie können in der Granulomperipherie palisadenartig angeordnet sein und sind locker von T-Lymphozyten durchmischt und in der Regel von einem schmalen Lymphozytensaum umschlossen (Abb. 9a). Charakteristischerweise fehlt eine zentrale Verkäsung. Man spricht daher vom rein produktiven Granulom. Gelegentlich können kleine, zentrale hyaline Nekrosen auftauchen. Sie dürfen nicht mit den Verkäsungen der Tuberkulose verwechselt werden.

Dieses aus Epitheloidzellen, Makrophagen, mehrkernigen Riesenzellen und Lymphozyten aufgebaute Granulom entwickelt sich im retikulohistiozytären System des Organismus, das in seiner ganz spezifischen Ausrichtung als „mononuclear phagocyte system (MPS)" bezeichnet wurde. In diesem MPS entwickelt sich das Granulom aus einem zuerst uncharakteristischen, unspezifischen Infiltrat aus polymorphkernigen Granulozyten, Lymphozyten, Plasmazellen und Histiozyten in Anlehnung an kleine Gefäße und Kapillaren (Abb. 10). Diese Beziehung der Frühphase des Granuloms zum Gefäßsystem ist nicht mit der granulomatösen Angiitis bei der Sarkoidose und als unspezifische Reaktion auftretenden Vaskulopathien zu verwechseln, d. h. dem Auftreten typischer Epitheloidzellgranulome in der Gefäßwand. Die ausgereiften Granulome der Sarkoidose sind gefäßfrei, im Gegensatz etwa zum silikotischen oder luetischen Prozeß. Bei fortschreitendem Prozeß bilden sich dann vermehrt Histiozytenansammlungen aus. Diese entstehen aus Monozyten, die aus der Blutbahn eingewandert sind. Polymorphkernige Granulozyten, eosinophile Granulozyten und Plasmazellen treten zahlenmäßig in den Hintergrund und fehlen schließlich ganz. Der Umwandlungsprozeß dieses unspezifischen Granulationsgewebes in das Granulom läuft in etwa 21 Tagen ab. Mehrfachexzisionen aus dem Bronchialsystem bestätigen diesen zeitlichen Ablauf, zeigen aber auch, daß verschiedene Altersstufen der Granulome nebeneinander bestehen können.

Elektronenmikroskopische Analysen der verschiedenen Zellen des Granuloms weisen die Epitheloidzellen als die Syntheseorte spezifischer Enzyme aus, wie das Angiotensinconverting enzyme (ACE). Ihre Bedeutung bei der Reaktion des Organismus ist also in einer

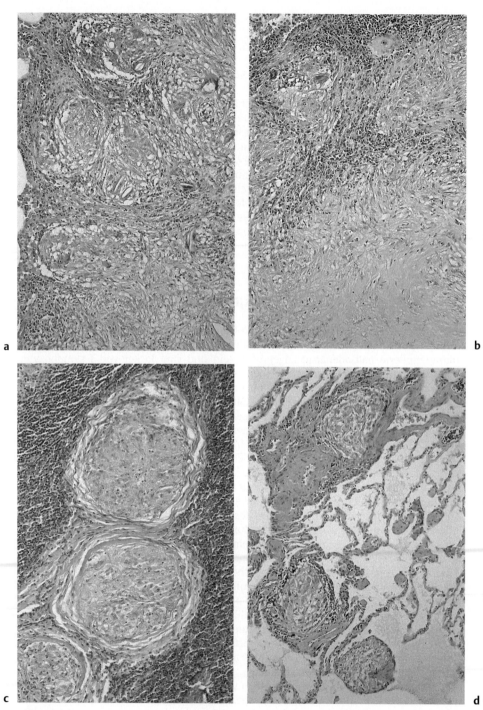

Abb. 9a–d

◀ Abb. 9   Sarkoidosegranulome. **a** Konglomerat von rein produktiven Epitheloidzell- und Riesenzellgranulomen. **b** Granulomsaum um hyaline Nekrose. **c** Konzentrische Sklerose um zwei Epitheloidzellgranulome. **d** Granulomatöse, epitheloidzellige Vaskulopathie der Lunge in der Umgebung eines Sarkoidosekonglomerates.

Abwehr des granulominduzierenden Agens zu sehen. Diese ortständig entwickelten Epitheloidzellen unterscheiden sich auch in ihrem Enzymbesatz eindeutig von den aus einer Stammzelle im Knochenmark eingewanderten Monozyten, die zu Makrophagen ausreifen. Unter dem Einfluß von Lymphokinen aus T-Lymphozyten differenzieren sie entweder zum aktivierten Makrophagen mit gesteigerter Phagozytoseaktivität aus, oder es entstehen bei nur geringem Phagozytosereiz Epitheloidzellen, die durch Beziehungen untereinander und durch Sekretion spezifischer Proteine zur Lokalisation des Entzündungsherdes dienen und bakteriostatische bzw. tumorizide Wirkung aufweisen.

Zellkinetische Untersuchungen haben gezeigt, daß in den Granulomen ein kontinuierlicher Zellersatz der Epitheloidzellen durch neu einwandernde Monozyten besteht. Die ebenfalls phagozytotisch aktiven mehrkernigen Langhans-Riesenzellen bilden sich durch Konfluens einkerniger Makrophagen und nicht durch Endomitose.

Die Einschlußkörperchen in den Riesenzellen, die sog. Schaumann- und Asteroidkörperchen, bestehen aus calcium- und eisenimprägnierten zytoplasmatischen Degenerationsprodukten. Sie sind nicht sarkoidosespezifisch.

Die hyaline Nekrose (Abb. **9b**), die gelegentlich im Zentrum von Sarkoidosegranulomen und Granulomkonglomeraten zu erkennen ist, unterscheidet sich durch ein zartes Retikulinfasernetz von der tuberkulösen Verkäsung. Uehlinger hat sie als Ausdruck einer ausgeprägten Antigen-Antikörper-Reaktion gewertet. Die klinische Erfahrung, daß sich gerade aus Organen (Lymphknoten, Milz) mit zahlreichen, stark zentral hyalinisierten Granulomen besonders potente Präparationen des sog. Kveim-Antigens herstellen lassen, stützen diese Überlegungen.

In einem älteren Stadium der Erkrankung oder im Abheilungsstadium werden Granulome zunehmend konzentrisch von Kollagenfasern umschlossen (Abb. **9c**). Die Abheilung kann durch vollständige Vernarbung als Defektheilung oder durch Resorption des Granuloms mit einer Restitutio ad integrum vonstatten gehen.

Das Vorhandensein des retikulohistiozytären Systems, speziell des MPS, ist die Voraussetzung zur Erkrankung. So können Granulome also in allen Organsystemen nachgewiesen werden. Die Häufigkeit der Krankheitsmitbeteiligung zeigt dabei deutliche Variationen. Es ist also zu erwarten, daß Organe mit einem besonders gut ausgeprägten MPS wie Lymphknoten, Lunge, Milz oder Leber bei der Suchdiagnostik nach Sarkoidosegranulomen die geeigneteren Organe darstellen.

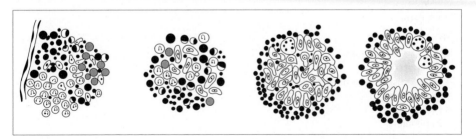

Abb. 10   Schematische Darstellung der Granulomentwicklung (Erläuterung s. Text).

Differentialdiagnose des Granuloms

Auf die „Unspezifität" des Sarkoidosegranuloms wurde schon mehrfach hingewiesen. Von Organ zu Organ wird daher eine unterschiedliche Differentialdiagnostik erforderlich sein (Tab. 2).

Am Herzen können Reizleitungsblockaden, Adam-Stokes-Anfälle und ventrikuläre Tachykardien auftreten. Diese Symptomatik erklärt sich aus der Tatsache, daß die Granulominfiltrate, aber auch ausgeprägte, granulomfreie Fibrosierungszonen gerade im basisnahen Bereich des Ventrikelseptums lokalisiert, also prädestiniert für eine Unterbrechung der Erregungsüberleitung und Ausbreitung sind. Die daraus resultierenden ventrikulären Tachyarrhythmien sind in der Regel therapierefraktär. Morphologische Veränderungen am Herzen können aber auch in lymphozytärer Myokarditis mit kongestivem Herzversagen, supraventrikulärer Tachyarrhythmie, Mitralklappeninsuffizienz als Folge eines Versagens

Tabelle 2 Häufigkeit der Sarkoidoselokalisationen nach Wurm u. Scadding

ZNS	5%
Augen	10–30%
Tränendrüsen	0,5%
Parotis	?
Haut	10–20%
Schleimhäute	1%
Daniels-Lymphknoten	70%
Periphere Lymphknoten	30%
Mediastinale Lymphknoten	100%
Bronchusschleimhaut	80%
Lungengerüst	60%
Herz	bis 20%
Leber	65%
Milz	20%
Verdauungstrakt	5–10%
Niere	19%?
Knochen	7%
Muskulatur	50%
Narbensarkoidose	1%?
Seltene Lokalisationen – Genitaltrakt – Schilddrüse und Nebenschilddrüse – Hypophyse – Pankreas – Nebenniere	6%

der Papillarmuskeln, akuter Infarktbildung, linksventrikulärem Aneurysma und Perikarditis bestehen. Bei Autopsiebefunden weisen 20–25% der generalisierten Sarkoidosen eine Herzbeteiligung auf, von denen nur 5% eine klinische Symptomatik geboten haben. Die gerade bei jüngeren Menschen beobachteten kardialen Komplikationen können dramatisch mit einem plötzlichen Herztod enden. Es sind aber auch Fälle bekannt, die die Störung im Reizleitungssystem überleben und unter immunsuppressiver Behandlung eine Besserung beziehungsweise Normalisierung ihrer ventrikulären Funktion aufwiesen.

Im ZNS werden zentrale Erweichungsherde und die Degeneration von Leitungsbahnen beobachtet. Diese Veränderungen gehören zu den seltenen Organmanifestationen, wie auch die Veränderungen an den Nieren. Diese sind in der Regel granulomfrei und sind primär die Folgen der schweren, sarkoidoseinduzierten Störung des Calciumstoffwechsels mit Hyperkalzämie und hyperkalzämischer Niereninsuffizienz.

Lymphknoten sind wegen ihrer praktisch 100%igen Krankheitsbeteiligung von diagnostisch besonderer Bedeutung. Granulomnegative Lymphknoten schließen das Bestehen einer Sarkoidose praktisch aus. Sie stehen daher bei der Diagnosefindung an erster Stelle. Differentialdiagnostisch sind dabei vor allem in mediastinalen und hilären Lymphknoten die Miliartuberkulose, Pneumokoniosen, allergische Reaktionen wie die Farmerlunge, eine Lymphangiosis carcinomatosa, Morbus Hodgkin und die Histiocytosis X von Bedeutung. Auch bilden sich immer wieder Granulome im Lymphabflußgebiet maligner Tumoren, z. B. von Bronchial- oder Mammakarzinomen.

Auch die Lunge ist häufig das Ziel invasiver Methoden zur Differentialdiagnostik. Dabei ist wegen der Spärlichkeit des Biopsiematerials eine Abgrenzung von anderen granulomatösen Erkrankungen häufig sehr schwierig. Immerhin erbringt aber – über alle Stadien der Erkrankung betrachtet – die transbronchiale Lungenbiopsie in 78% der Fälle einen positiven Granulombefund.

Eine morphologische Sonderform der pulmonalen Sarkoidose ist die bereits erwähnte granulomatöse pulmonale Angiitis, die kleine Venen und Arterien befällt und zur Gefäßobliteration mit allen Komplikationen (Infarkt, Kaverne) führen kann (Abb. 9d). Sie ist nicht sarkoidosespezifisch, kommt aber bei etwa 42% aller Sarkoidosen als Begleiterkrankung vor.

Sollten im lungenbioptischen Material bei dringendem Sarkoidoseverdacht Granulome nicht nachweisbar sein, dann ist zu berücksichtigen, daß es sich einerseits um klinische Stadium-I-Patienten handeln kann, bei denen Granulome noch gar nicht ausgebildet sind, daß andererseits in späteren Stadien der fibrosierende Prozeß volumenmäßig so in den Vordergrund gerät, daß darin Granulome zur Diagnostik verfehlt werden. In Tracheobronchialbiopsien wird bei unausgewählten Fällen ein Sarkoidosebefall nur ganz selten zu diagnostizieren sein, bei dringendem klinischen Verdacht jedoch immerhin in 44–61% der Fälle.

Häufig werden Epitheloidzellgranulome in Nadelbiopsien aus der Leber beobachtet. Sie sind in 5–10% aller Leberbiopsien zu erwarten. Ihre differentialdiagnostische Bewertung ist bei Zufallsbefunden außerordentlich schwierig. Auf die große Zahl granulominduzierender Noxen wurde bereits hingewiesen, wobei nochmals an die induzierenden Medikamente erinnert sei. Gerade hier ist also ohne kritische Bewertung des klinischen Bildes eine diagnostische Aussage nur mit aller Zurückhaltung möglich.

In allen Regionen des Gastrointestinaltraktes und der Haut fordern Granulomnachweise differentialdiagnostische Überlegungen heraus. Dabei sei nur darauf hingewiesen, daß etwa 50% aller Fälle von Morbus Crohn einen positiven Kveim-Test aufweisen, daß zum anderen an der Haut vor allem Fremdkörperreaktionen (z. B. Glassplitter) von Bedeutung sind.

Kveim-Hautreaktion

Auf die klinische Bedeutung der Kveim-Reaktion, ihre Spezifität und auf die Schwierigkeiten der Präparation des sog. Kveim-Antigens wird an anderer Stelle eingegangen (S. 55).

Am Ort der intradermalen Injektion entwickelt sich nach 4–6 Wochen eine Papel als Folge eines nicht nekrotisierten, rein produktiven Epitheloidzellgranuloms. Es zeigt denselben mikroskopischen Aufbau wie ein genuines Sarkoidosegranulom. Das Ablesen des Tests erfordert eine Hautbiopsie und histologische Untersuchung. Die Reaktion kann dann als positiv gewertet werden, wenn sie die Zeichen typischer, nichtverkäster Granulome aus Epitheloidzellen und gelegentlich auch Riesenzellen aufweist. Fraglich sind Infiltrate zu bewerten, die nicht eindeutig von einer Fremdkörperreaktion abzugrenzen sind, als negativ solche mit unspezifisch entzündlicher Reaktion.

Biopsiediagnostik

Trotz aller bislang dargestellten Probleme der morphologischen Differentialdiagnostik ist die histologische und histochemische Gewebeuntersuchung nach wie vor die wichtigste und einfachste Methode, um die klinische Verdachtsdiagnose zu sichern. Vergrößerte periphere Lymphknoten werden exzidiert, mediastinale Lymphknoten durch Mediastinoskopie gewonnen. Mit sehr eingeengter Indikation und gleichzeitig eingeschränkter Aussagekraft kann eine transtracheale und transbronchiale Nadelbiopsie von Lymphknoten durchgeführt werden.

Die Gewinnung pulmonalen Gewebes erfolgt im Rahmen der Bronchusbiopsie, trans- und perbronchialen Nadel- oder Zangenbiopsie und gelegentlich mit größerer Ausbeute bei Exzision nach Thorakotomie.

Bei der Entnahme von Lebergewebe ist die Ausbeute an positiven Befunden bei der Blindpunktion nur wenig geringer als bei gezielter laparoskopischer Entnahme. Auf die geringe diagnostische Aussage speziell von Granulomen in der Leber sei jedoch nochmals ausdrücklich hingewiesen.

Die hochspezialisierte immunhistochemische Methodik an zytologischen Ausstrichen von bronchoalveolärem Lavagematerial erlaubt den Hinweis auf eine Sarkoidose aufgrund indirekter Beurteilung, nicht durch den Nachweis spezifischen Gewebes.

Gelegentlich gelingt ein zytologischer Nachweis bzw. Hinweis aus Punktaten und Feinnadelbiopsien. Dies gilt für Mamma- und Schilddrüsenpunktate. Bei entsprechender Fragestellung sollte bei Lymphknoten auf eine Feinnadelbiopsie verzichtet werden, um chirurgisch ausreichendes Material zu gewinnen.

Bei allen diagnostischen Gewebeentnahmen kommt den Untersuchungen der Lymphknoten und des Lungengewebes die größte Bedeutung zu. Es sollte soviel Material gewonnen werden, daß

- Epitheloidzellgranulome oder Ansammlungen von Granulomen dargestellt und diese durch Spezialfärbungen auch auf die Anwesenheit von Mikroorganismen untersucht werden können,
- verändertes Gewebe zur mikrobiologischen Untersuchung zur Verfügung steht,
- verändertes Gewebe für zusätzliche Untersuchungen (Elektronenmikroskopie, Immunfluoreszenz, Enzymdarstellung, chemische Analyse) in Reserve gehalten werden kann.

Dies wird nur bei chirurgischem Exzisionsmaterial, nicht bei Punktionsmaterial gelingen. Am Biopsiematerial wird sich der Morphologe mit dem Nachweis von Epitheloidzellgranulomen und dem färberischen Ausschluß von Mikroorganismen zu bescheiden haben.

Zusammenfassung

Der morphologische Nachweis des rein produktiven Epitheloidzell- und Riesenzellgranuloms ist bei der klinischen Verdachtsdiagnose einer Sarkoidose also nach wir vor von entscheidender Bedeutung. Der erfahrene Morphologe wird beim Nachweis dieser Granulome mit der Diagnose Sarkoidose jedoch sehr zurückhaltend sein. Dies gilt besonders dann, wenn er Granulome als Zufallsbefund im Biopsiematerial entdeckt. Ohne Kenntnis des klinischen Befundes kann er diese Diagnose nicht stellen. Hat er in dem klinisch oder in der Praxis tätigen Arzt einen kundigen Partner, bei dem unterschiedliche Auffassungen über das Problem nicht bestehen, dann ist es ihm erlaubt, die Diagnose rein epitheloidzelliger Granulome wie bei Sarkoidose zu stellen. Dies ist zugegebenermaßen ein salvatorisches, letztlich unbefriedigendes Vorgehen, zeigt jedoch noch einmal ganz klar, wie gut es mit der „Spezifität" spezifischer Granulome bestellt ist.

Literatur

Boeck, C.: Multiple benign sarkoid of the skin. J. cutan. genit.-urin. Dis. 17 (1899) 543–550

Costabel, U.: Atlas der bronchoalveolären Lavage. Thieme, Stuttgart 1994

Lesch, R., H. K. Koch: Die Sarkoidose aus der Sicht des Pathologen. Internist 23 (1982) 304–313

Lesch, R.: Pathologische Anatomie. In Wurm, K.: Sarkoidose. Thieme, Stuttgart 1983

Roberts. W. C., H. A. McAllister jr., V. J. Ferrans: Sarcoidosis of the heart: a clinico-pathologic study of 35 necropsy patients (group 1) and review of 78 previously described necropsy patients (group 2). Amer. J. Med. 63 (1977) 86–108

Schönfeld, N., T. Schaberg, H. Lode, R. Loddenkemper: Diagnostik der Sarkoidose. Dtsch. med. Wschr. 120 (1995) 687–689

7 Allgemeine Klinik

K. Wurm

Bei der Sarkoidose sind zwei hinsichtlich Klinik, Therapie und Prognose sehr verschiedene Verlaufsformen zu unterscheiden, was auf die unterschiedliche Intensität der Reaktionsweise und Schnelligkeit des Ablaufes zurückzuführen ist. Die pathologisch-anatomischen Veränderungen sind in beiden Fällen identisch.

Akute Sarkoidose – Löfgren-Syndrom

Dieses in der Praxis sehr aktuelle und klinisch sehr klar umrissene Krankheitsbild wurde erst 1949 von dem schwedischen Dermatologen Löfgren als Sarkoidoseerkrankung erkannt. Die Häufigkeit beträgt $^1/_3$ aller Sarkoidosefälle.

Klinisches Bild

Charakteristisch ist bei der akuten Form der plötzliche Beginn mit allgemeinem Krankheitsgefühl, begleitet von Fieber unterschiedlicher Höhe (jedoch nicht mit Schüttelfrost), Reizerscheinungen der Atemwege und rheumatischen Beschwerden. Die Sprunggelenkschmerzen können bis zur Gehunfähigkeit führen und das Bild eines akuten Gelenkrheumatismus vortäuschen, während im allgemeinen sowohl Patient wie Arzt zunächst Grippe vermuten. Gelegentlich kommen auch gastroenterale Störungen vor.

Dem **Erythema nodosum** kommt eine diagnostische Signalfunktion zu. Es ist in 70–80% Teil des Löfgren-Syndroms – bei jungen Frauen doppelt so häufig wie bei Männern – und bevorzugt in den Monaten März bis Mai anzutreffen. In der Ursachenskala des Erythema nodosum steht nach dem Rückgang des rheumatischen Fiebers und der Tuberkulose die Sarkoidose mit 50% an der Spitze und übertrifft damit die Summe aller anderen mit Erythema nodosum einhergehenden Erkrankungen. Das Erythema nodosum befällt stets die Streckseiten beider Unterschenkel, meist symmetrisch; eine Ausbreitung auf Knie, Oberschenkel oder Oberarme kommt vor. Es handelt sich um anfänglich hellrote, unscharf begrenzte, über das Hautniveau leicht erhabene Infiltrate bis Talergröße, die druckempfindlich, von teigig derber Konsistenz sind und bis ins subkutane Gewebe reichen. Später tritt eine bläulich-livide Verfärbung ein, die zuletzt noch eben erkennbare bräunliche Flecken hinterläßt. Histologisch ist es eine allergische Reaktion, so daß es für die diagnostische Biopsie nicht in Betracht kommt.

Die **Gelenkaffektion** zeigt klinisch alle Zeichen einer akuten Arthritis, speziell der Sprunggelenke, und geht mit Schwellungen, Druckschmerz und diffuser Rötung einher. Häufig besteht Gehunfähigkeit. In der Synovia sind Epitheloidzellgranulome nachweisbar. Auch die Arthritis der Sprunggelenke hat eine diagnostische Signalfunktion, indem sie an Häufigkeit das heute seltener gewordene rheumatische Fieber um das 10fache übertrifft.

Bihiläre Adenopathie. Die aus Anlaß eines Erythema nodosum oder einer Sprunggelenkarthritis immer indizierte Thoraxröntgenaufnahme führt in allen Fällen zu dem obligaten Befund doppelseitiger mediastinaler Lymphome (Abb. 5). Periphere Lymphome im

Bereich der Körperbeugen sind in der Regel nicht vorhanden, auch keine Milzvergrößerung im Unterschied zu der oft bioptisch nachweisbaren Leberaffektion.

Eine **Augenbeteiligung** (Konjunktivitis, Iridozyklitis) ist keine Seltenheit, leichte meningeale Reizerscheinungen oder sogar Myokarditis sind zu beobachten.

Zuweilen geht der geschilderten akuten Symptomatik ein wochenlang gestörtes Allgemeinbefinden unbestimmer Art voraus, das als Prodromalerscheinung gedeutet werden kann.

Diagnostik

Bei Laboruntersuchungen ist die BSG bis zu 80 mm in der ersten Stunde erhöht, das Blutbild zeigt Leukozytose bis zu 13 000 und oft Eosinophilie. Die CRP-Reaktion ist manchmal positiv, in der Serumelektrophorese sind Alpha- und Betaglobuline im Sinne einer akuten Entzündung erhöht. Die Tuberkulinreaktion fällt meist negativ aus, kann aber auch normal oder sogar auffallend stark sein.

Von besonderem Interesse ist, daß bei akuter Sarkoidose eine Erhöhung von ACE im Beginn der Krankheit meist vermißt wird; sie kann später positiv werden oder auch für die gesamte Krankheitsdauer ausbleiben. Die Kveim-Reaktion ist zwar meist positiv, wird aber wegen ihrer langen Reaktionszeit und Schwierigkeit der Antigenbeschaffung nicht mehr durchgeführt, zumal ein diagnostisches Bedürfnis nicht besteht.

Die Diagnose ergibt sich aus der *Trias Arthritis, Erythema nodosum und bihilärer Adenopathie*, dem pathognomonischen Initialsyndrom der akuten Verlaufsform einer Sarkoidose. Invasive Eingriffe aus diagnostischen Gründen erübrigen sich in der Regel. Im Zweifelsfall bestätigt der weitere Verlauf die Verdachtsdiagnose.

Verlauf

Als subakute Verlaufsform können solche Fälle bezeichnet werden, die unter weniger stürmischen Allgemeinstörungen mit Temperaturerhöhung und auffälliger BSG beginnen und röntgenologisch bihiläre Lymphome zeigen, jedoch ohne Arthritis und Erythema nodosum einhergehen. Der Verlauf ist protrahierter, die Prognose trotzdem günstig.

Unter symptomatischer Medikation mittels Antirheumatika klingen die Beschwerden der akuten Sarkoidose, Arthritis und Erythema nodosum innerhalb von 1 – 2 Monaten ab. Die bihilären Lymphome jedoch bleiben noch längere Zeit bestehen, verhalten sich klinisch völlig stumm und verschwinden spontan in 80 – 90 % der Fälle im Verlauf von 1 – 2 Jahren. Beim Rest kommt es zur Krankheitsprogredienz im Sinne einer sekundär chronischen Sarkoidose mit auffallend hartnäckigem Verlauf.

Nach Absetzen der Medikation kann die beschriebene Symptomatik bei noch immer vorhandenen Lymphomen nach Wochen oder Monaten ein- oder zweimal wieder aufflakkern (Rekrudeszenz). Aber auch nach völliger Ausheilung, sogar erst nach Jahren ist eine nochmalige Erkrankung mit vollständiger Symptomatik des Löfgren-Syndroms beobachtet worden (Rezidiv), was jedoch nicht allgemein gegen die Entstehung von Immunität zu werten ist (S. 7).

Prognose

Sofern es nicht zum Übergang in eine sekundär chronische Verlaufsform kommt, ist mit einer Wiederherstellung ad integrum zu rechnen. In seltenen Fällen können Augen- oder Herzbeteiligung länger fortbestehen.

Häufigste Fehldiagnosen

- Rheumatisches Fieber,
- Grippe,
- Morbus Hodgkin.

Chronische Sarkoidose

Die den Arzt hauptsächlich beschäftigende chronische Sarkoidose, die mit zahlreichen sehr unterschiedlichen Krankheitsbildern $^2/_3$ aller Erkrankungen ausmacht, ist in ihrem Verlauf kaum berechenbar und von unterschiedlichem Ausgang.

Die primär-chronische Sarkoidose ist durch vier Kriterien gekennzeichnet:

- initiale Krankheitslatenz,
- große Vielfalt klinischer Krankheitsbilder (Abb. **1**),
- meist lange Krankheitsdauer,
- unterschiedlicher Krankheitsausgang.

Zeitpunkt des Krankheitsbeginns

Er ist oft unbekannt. In Statistiken ist durchweg der Zeitpunkt der Krankheitsentdeckung zugrunde gelegt, nicht der wirkliche Krankheitseintritt, welcher wegen latenten Verhaltens Jahre zurückliegen kann. Die Altersverteilung unterscheidet sich von der akuten Sarkoidose durch größere Streuung. Die Häufigkeitsspitze liegt im 3. und 4. Jahrzehnt. In der Jugend ist die chronische Sarkoidose selten, im höheren Alter tritt sie auch noch auf und kann bis zum Lebensende dauern.

Die initiale Latenzzeit ist nicht zu verwechseln mit einer Inkubationszeit oder einer Prodromalphase ohne nachweisbare Organveränderungen. Viele chronische Sarkoidosen verlaufen nicht nur initial, sondern auch bis zu ihrer Ausheilung völlig latent und gehen unentdeckt in keine Statistik ein.

Anlaß der Krankheitsfeststellung

Die Vielfalt der Anlässe ist bezeichnend. Viele Sarkoidosen werden zufällig, meist röntgenologisch bei Pflichtuntersuchungen, früher vor allem bei der gesetzlichen Röntgenreihenuntersuchung oder vor einem operativen Eingriff entdeckt, in der Regel im Röntgenstadium I, aber auch schon in fortgeschrittenen Zuständen mit extrathorakaler Organbeteiligung.

Krankheitsbedingte Anlässe, die den Betroffenen zum Arzt führen, sind am häufigsten Atembeschwerden mit Reizhusten, zuweilen Klagen über unerklärliche Müdigkeit und Nachlassen der allgemeinen Leistungsfähigkeit, vorwiegend bei älteren Frauen im Sinne des *Chronic-fatigue-Syndroms* (James D. G.: Chronic Fatigue Syndrome. Sarcoidosis 1993; 10: 1–3). Konkrete Anlässe sind Sehstörungen, Lymphknotenschwellungen, Parotisschwellung, Fazialisparese, Hauterscheinungen oder auch Veränderungen anderer Organe, die sich dann bei weiterer Untersuchung als die Spitze eines Eisberges entpuppen.

Klinisches Bild

In Fällen zufälliger Krankheitsentdeckung ist der Betroffene im subjektiven Sinne nicht krank und objektiv im äußeren Aspekt unauffällig. Erst später kommt es zu Organstörungen, deretwegen der Arzt aufgesucht wird. Aber auch dann noch handelt es sich um Menschen mit geringer Neigung zum Klagen und bemerkenswerter Bereitschaft zur Kooperation mit dem Arzt. Von Löfgren wurde deshalb die Sarkoidose auch als „disease of happiness" bezeichnet. Der Ernährungszustand ist unauffällig, übergewichtige Patienten sind ebenso häufig wie im Durchschnitt der Bevölkerung. Die körperliche Leistungsfähigkeit ist meist normal, so daß weiterhin Berufsfähigkeit besteht, nicht wenige betreiben sogar Sport. Die Körpertemperatur zeigt nur selten Subfebrilität. Erythema nodosum gehört nicht zum Bild der chronischen Sarkoidose; bei ihrem Vorhandensein stellt sich die Frage nach anderer Ursache, z. B. Unverträglichkeit von Medikamenten. Ausgeprägte Arthritis wird nicht beobachtet, doch sind Klagen über unbestimmte Gliederschmerzen keine Seltenheit.

Im Unterschied zur akuten Sarkoidose gibt es bei chronischer Sarkoidose kein führendes Leitsymptom, das die bestehende Krankheit vermuten läßt. Ein charakteristisches Kennzeichen hingegen ist die auffallende Diskrepanz zwischen fehlenden oder nur geringen Störungen der Befindlichkeit und des *guten Allgemeinzustandes* bei *ernsten objektiven Befunden*, Ausdruck der vorwiegend mechanischen Beschaffenheit des krankmachenden Prinzips. Erst im späteren Verlauf mit funktioneller Beeinträchtigung irgendwelcher Organe, besonders bei älteren Patienten, aber auch durch hinzugekommene Zweiterkrankungen bedingt, kommt es zu Krankheitsgefühl, kaum jedoch zu chronischem Siechtum mit körperlichem Verfall bis zur Pflegebedürftigkeit.

Für den Schweregrad der Sarkoidose bestimmend ist nicht die Stadienzugehörigkeit und die systemische, klinisch zum Teil verborgene Allgemeinkrankheit, sondern die spezielle, individuelle Organstörung.

Organlokalisationen

Über die Häufigkeit vorkommender extrathorakaler Organbeteiligungen gibt Abb. 1 (S. 4) eine allgemeine Orientierung. Die einschlägige Literatur weist so extreme Differenzen auf, daß ihr ein Orientierungswert nicht zukommt. Mehrfache Gründe sind zu nennen: Zunächst fehlt es wegen ungenügender epidemiologischer Erfassung des Sarkoidosevorkommens an einer Bezugsgröße. Über selektionsfreie Kollektive verfügen weder Kliniker noch Pathologen, und in beiden Fällen bestimmt der Umfang durchgeführter Untersuchungen das Ergebnis. Vor allem aber sind die Statistiken aus früherer Zeit infolge veränderten Wissensstandes nicht verwertbar. Dafür ist die Nichteinbeziehung des Löfgren-Syndroms vor 1950 ein beredtes Beispiel. Schließlich ist die Auswirkung der modernen Therapie von Einfluß auch auf die Organmanifestationen, wofür die in neuerer Zeit viel seltener zu beobachtenden Hautsarkoidosen ein anderes Beispiel sind. Gleiches gilt noch mehr in bezug auf die heute günstigere Prognose.

Für die Praxis ist die Feststellung von Bedeutung, daß eine Affektion der Lymphknoten in jedem Falle vorhanden ist, was seinerzeit Schaumann zur Namensgebung „Lymphogranulomatose benigna" veranlaßt hat. Organe wie Lunge, Milz, Leber sind am häufigsten befallen. Störungen anderer und seltener erkrankter Organe wie Augen, Herz und Nervensystem haben aber oft dominierende klinische Bedeutung und bleiben dem Patienten nicht verborgen. Mit Ausnahme der cortisolproduzierenden Nebennierenrinde gibt es grundsätzlich kein Organ oder Gewebe, das nicht zur Ursache eines klinisch rätselhaften Krankheitsbildes werden kann.

Zweiterkrankungen

Bei jahrelanger, oft bis ins hohe Alter sich hineinziehender Krankheitsdauer ist mit hinzukommenden interkurrenten Erkrankungen zu rechnen. Solche Komplikationen sind im Auge zu behalten bei auffallender Verschlechterung der Befindlichkeit, bei auftretenden Fieberzuständen, hoher BSG oder bei Zuständen, die sich nicht ohne weiteres auf Sarkoidose beziehen lassen, wie z. B. Herzinsuffizienz bei Hypertonie, Diabetes mellitus u. a. Sie können auch bei noch fortbestehender Sarkoidose zur eigentlichen Todesursache werden.

Diagnostik

Laborbefunde. An erster Stelle ist die Erhöhung von ACE zu nennen. Das normalerweise in den Gefäßendothelien der Nieren und Lungen produzierte Enzym wird bei granulomatösen Erkrankungen, speziell aber bei Sarkoidose, zusätzlich in den Epitheloidzellen der Granulome gebildet. Normale AEC-Titer schließen Sarkoidose nicht aus, die Titerhöhe wird anscheinend von der Aktivität der Sarkoidose bestimmt. Die Bewertung der Titerhöhe jedoch als Maßstab für die im Körper vorhandene Menge an Granulomen ist mit der Beobachtung normaler Titer bei großen mediastinalen Lymphomen mit geringer Vaskularisation nicht vereinbar. Von ähnlicher Bedeutung ist die Bestimmung von Lysozym (LZM).

Das Blutbild zeigt oft Lymphopenie infolge Abwanderung ins erkrankte Gewebe, des öfteren Eosinophilie und vor allem Monozytose. Aus ihren nur geringen Abweichungen von der Norm lassen sich diagnostische und prognostische Schlußfolgerungen nicht ableiten. Anämie wird in der Regel vermißt, sofern es nicht zu einer seltenen hämolytischen Anämie kommt. Im Fibrosestadium mit respiratorischer Insuffizienz kann kompensatorisch Polyglobulie entstehen. Die BSG ist bei chronischer Sarkoidose meist normal oder nur unerheblich beschleunigt; stärkere Erhöhungen sind auf Komplikationen oder interkurrente Infekte, besonders der Atemwege, verdächtig. Eine Störung des Calciumstoffwechsels als Hyperkalzämie wird in der Literatur häufig berichtet im Gegensatz zur Seltenheit entsprechender klinischer Symptome, weshalb schon aus prophylaktischen Gründen regelmäßige Bestimmungen zu empfehlen sind. Das häufige Vorkommen von Nierenkoliken bei Sarkoidosepatienten ist Folge oft erhöhter Blutharnsäure.

Bei aktiver Sarkoidose zeigt eine Vielzahl bekannter und noch unbekannter Intermediär- oder Übertragungsstoffe (Lymphokine), wie z. B. IL-2, Nekrosefaktor u. a., erhöhte Werte (Kap. 6). Sie sind bei der Grundlagenforschung von Interesse, in der Praxis jedoch kann des methodischen Aufwandes wegen auf ihre Bestimmung verzichtet werden.

In der Serumelektrophorese findet sich in Abhängigkeit von Ausdehnung und Dauer der Krankheit eine Vermehrung der Gammaglobuline, am häufigsten im Stadium III. Immunglobulin E ist oft erhöht, jedoch ohne praktische Bedeutung.

Verlauf und Dauer

Der Verlauf der chronischen Sarkoidose vollzieht sich kontinuierlich in unterschiedlichem Tempo, dauert meist mehrere Jahre, kann sich aber auch bis zu Jahrzehnten hinziehen. In jedem Stadium kann es spontan oder unter Einfluß der Therapie mit oder ohne Hinterlassung von Organschäden zum Stillstand kommen. Die wirkliche Krankheitsdauer ist in vielen Fällen wegen unbekannter Initialzeit nicht anzugeben. Das Ende der Krankheit im Sinne einer klinischen „Heilung" ist nicht gleichbedeutend mit Restitutio ad integrum, wie gelegentlich spätere Obduktionen zeigen.

Frage der Ausheilung

Bei chronischer Sarkoidose kann Ausheilung im klinischen Sinne mit oder ohne verbleibende Funktionseinbuße von Organen mit großer Wahrscheinlichkeit angenommen werden, wenn Aktivitätszeichen nicht mehr bestehen und während eines Zeitraumes von 3 Jahren nach Einstellung der Suppressionstherapie Rückfälle nicht aufgetreten sind. Zu einer Rekrudeszenz kommt es meist schon innerhalb von wenigen Monaten, wenn die Medikation vor definitivem Erlöschen der Krankheitsaktivität eingestellt worden ist.

Von echter klinischer Heilung ohne Einschränkung von Organfunktionen ist der Ausgang in Defektheilung zu unterscheiden, welche bei Beurteilung einer dauernden Erwerbsminderung eine Rolle spielt. Ist es zu einem Stadium III der Lungensarkoidose gekommen, so kann weder im klinischen noch im anatomischen Sinne eine Restitutio ad integrum erwartet werden. Hierbei ist auch der Zustand im Bereich anderer Organe – z. B. Augen, Haut, Knochen – zu berücksichtigen.

Immunologische Ausheilung. Völlige Ausheilung ist dann erfolgt, wenn bei normalen Organbefunden und normalen Enzymtitern ein Umschlag der negativen Tuberkulinreaktion in einen positiven Tuberkulintest erfolgt. Die Kenntnis des Tuberkulinverhaltens vor Erkrankung an Sarkoidose ist jedoch Voraussetzung.

Prognose

Wichtige Gesichtspunkte ergeben sich aus der Kenntnis des Krankheitsverlaufes. Die Art des Krankheitsausgangs hängt vom Patientenalter, mehr aber vom erreichten Stadium (Abb. 4) und von miterkrankten extrathorakalen Organen ab. Trotz jahrelanger Krankheit kann die Prognose der chronischen Sarkoidose quoad vitam als relativ gut beurteilt werden.

Häufigste Fehldiagnosen

- Tuberkulose,
- Morbus Hodgkin,
- genuine Lungenfibrose,
- sonstige Lungenkrankheiten.

Literatur

James, D. G.: Complications of sarcoidosis. Chronic fatigue syndrome, Sarcoidosis 10 (1993) 1–3

8 Lungen

K. Kögler

Die Lungensarkoidose ist in der Klinik der Sarkoidose als einer Allgemeinkrankheit das Zentrum, wenngleich in ärztlicher Sicht die Lunge sehr oft scheinbar das allein betroffene Organ ist. Das intrathorakale Geschehen als Ort der Primäraffektion und Ursprungsorgan der Generalisation ist für alle Fachgebiete Gegenstand des Interesses. Die Kenntnis des sarkoidosespezifischen Prozesses (S. 9f.) liefert den anschaulichsten Hinweis auf die genetischen Faktoren in der Pathogenese der Sarkoidose, ist oft ein entscheidendes Diagnostikum und Differentialdiagnostikum, bestimmend für die therapeutischen Maßnahmen (Indikation) und nicht zuletzt für die Beurteilung der Prognose.

Klinisches Bild

Klinisch ist die Lungensarkoidose durch die Diskrepanz zwischen fehlenden oder nur geringen subjektiven Störungen und sehr auffälligen objektiven Veränderungen im Röntgenbild gekennzeichnet. Um so bemerkenswerter ist dieses Phänomen, wenn man als Gegenbeispiel die hochgradige Funktionseinbuße mit sehr dürftigem Röntgenbefund bei idiopathischer Lungenfibrose vor Augen hat. Hierdurch unterscheidet sich die Sarkoidose auch von allen infektiösen Erkrankungen der Lunge. Bei chronischen Verlaufsformen fühlen sich die Betroffenen lange Zeit nicht krank und können über den Beginn ihrer Erkrankung keine Angaben machen. Nur gelegentlich sind es ältere Patienten, die wegen allgemeiner Abgeschlagenheit und Leistungsschwäche im Sinne eines Chronic-fatigue-Syndroms den Arzt aufsuchen und bei denen ein Stadium I, nicht selten sogar schon ein Stadium II festgestellt wird. Seit Einstellung der gesetzlichen Röntgenreihenuntersuchung bleibt das initiale Stadium I dem Arzt oft verborgen und entgeht im Falle einer Spontanheilung auch der epidemiologischen Erfassung.

Erst im weiteren Verlauf machen organbezogene Beschwerden wie Reizhusten, retrosternales Druckgefühl und Belastungsdyspnoe auf die Lungenerkrankung aufmerksam.

Auswurf wird meist vermißt, in seltenen Fällen werden Hämoptysen beobachtet, die den Verdacht auf Tumoren oder Tuberkulose lenken. Leichte Fieberzustände kommen vor, sind aber manchmal durch interkurrente Infekte bedingt, die ihrerseits Anlaß der Krankheitsentdeckung gewesen sein können. Auch über Nachtschweiß wird gelegentlich geklagt. Trommelschlegelfinger werden jedoch sehr selten und nur bei weit fortgeschrittener Lungensarkoidose beobachtet.

Bezüglich Lungenveränderungen bei akuter Verlaufsform der Sarkoidose s. S. 24 ff.

Objektive Befunde

Eine Mitbeteiligung der Bronchialschleimhaut ist in allen Fällen der Lungensarkoidose anzunehmen. Die oberflächlichen Schleimhautschichten können unverändert aussehen und lassen nur bei bronchoskopischer Entnahme histologische Veränderungen erkennen. In den meisten Fällen finden sich eine ungleichmäßige Rötung und Verdickung, weißgelbliche Knötchen und Plaques, auch narbige Einziehungen kommen vor. Wucherungen können zum Verschluß des Lumens führen, werden häufig im Mittellappen gesehen und verursachen nicht selten das Mittellappensyndrom im Röntgenbild. Die von Huzly (1965) beschriebenen Gefäßinjektionen sind für Sarkoidose charakteristisch, aber nicht spezifisch und können zur Ursache von Hämoptysen werden.

Mediastinale Lymphome

Nach unserer Auffassung sind vergrößerte Lymphknoten ein obligater Befund bei Sarkoidose. Dies war für Schaumann Veranlassung, die Krankheit Lymphogranulomatosis benigna zu nennen. Im Stadium I sind sie der beherrschende und höchst typische Befund, der zuweilen wegen monströser Größe Malignität befürchten läßt. Im Krankheitsablauf, mit oder ohne hinzukommende Lungenveränderungen verkleinern sie sich, können sich dann auf konventionellen Röntgenaufnahmen dem Nachweis entziehen, bleiben aber als Restlymphome noch bestehen, die selbst nach Normalisierung des Röntgenbildes später für eine notwendige histologische Untersuchung mittels Mediastinoskopie noch zu gewinnen sind. Lymphknoteneinbrüche in die Bronchien werden im Unterschied zur Tuberkulose bei Sarkoidose nicht beobachtet. Eine Aufspreizung der Karina wird vor allem durch große Lymphome verursacht, kann bei Fibrose auch durch Verziehung der Bronchien bedingt sein. Eine Einflußstauung wird selbst durch große Lymphome im oberen Mediastinum im Unterschied zu Morbus Hodgkin bei Sarkoidose nicht beobachtet (S. 35).

Erkrankung des Lungenparenchyms

Nach heutiger Kenntnis und im Einklang mit der inhalativ ausgelösten Genese kommt es schon im Röntgenstadium I zu einer Veränderung der Lungen in Form einer unspezifischen, d.h. nichtgranulomatösen Lungenaffektion im Sinne einer Alveolitis, die auf der Röntgenaufnahme nicht erkennbar ist und auch funktionell keine Einbußen verursacht, wohl aber in der bronchoalveolären Lavage ihren Ausdruck findet.

Erst im Stadium II entsteht eine Vielgestalt röntgenologischer Befundmuster, unter der das isolierte Einzelbild ohne Kenntnis der jeweils vorausgegangenen Veränderung und des klinischen Bildes diagnostisch oft nicht einzuordnen ist. Nur beispielhaft sei auf das Vorkommen miliarer Bilder oder solcher von Metastasen, von Höhlenbildungen verschiedenster Art (gelegentlich mit Pilzbesiedelung), Pneumothorax, Pleuraerguß und pleurale Verschwielungen hingewiesen. Auch ausgedehnte schalenartige Verkalkungen im Bereich der frühen Lymphome, selten innerhalb der Lungen, gehören zu den charakteristischen Befunden fortgeschrittener Lungensarkoidose.

Schließlich führt die Umwandlung der infiltrativen Veränderungen im Narbengewebe (Fibrose) im Stadium III zu weiteren, vorwiegend streifigen Bildern mit Verziehung der Hili und der Lungenveränderungen in die Ober- und Spitzenfelder mit begleitendem Emphysem in den Basalfeldern. Solche Befunde sind nur in Kenntnis der vorausgegangenen Stadien pathogenetisch zu deuten und dann diagnostisch nicht schwer einzuordnen.

Bei Beachtung der Stadiengesetzlichkeit und des klinischen Bildes bereiten die im Röntgenbild sichtbaren pathologisch-anatomischen Lungenveränderungen trotz ihrer Vielfalt dem Kenner keine diagnostischen Schwierigkeiten. Für die Beurteilung ihrer Auswirkungen auf die Atemfunktion ist deren differenzierte Untersuchung unverzichtbar. Die Kenntnis der Lungenfunktion spielt in der Diagnostik und Differentialdiagnostik der Lungensarkoidose, für die therapeutische Indikationsstellung, bei der Kontrolle der Therapie und des Krankheitsverlaufes sowie der Beurteilung der Prognose und auch bei Erstellung von Gutachten keine geringere Rolle als die Thoraxröntgenologie.

Lungenfunktionsstörung

Im Ablauf der Lungensarkoidose und der Stadienfolge kommt es zu sehr verschiedenartigen und auch typischen Störungen der Atemfunktion. Entsprechend den drei Teilfunktionen der Lunge Ventilation, Diffusion und Perfusion werden – normales Körpergewicht und normaler Herzbefund vorausgesetzt – abhängig von der Art und dem Ausmaß von anatomischen Veränderungen in der Lunge, der Atemwege und der Thoraxbeschaffenheit die Funktionsstörungen wegen ihrer ganz unterschiedlichen Bedeutung voneinander getrennt beurteilt.

Restriktive Ventilationsstörung

Sie ist charakterisiert durch verminderte Vitalkapazität. Hierbei wird unterschieden zwischen pleuraler Restriktion infolge Pleuraschwarte oder Pleuraerguß, pulmonaler Restriktion infolge Fibrose, Embolie, Pneumonie, Ödemen und thorakaler Restriktion infolge Kyphose und Zwerchfellhochstand sowie extrathorakaler Restriktion infolge Adipositas.

Obstruktive Ventilationsstörung

Sie wird verursacht durch Erhöhung des endobronchialen Atemwegswiderstandes (AW) bei entzündlichen Schleimhautveränderungen oder durch spastische Verlegung der Atemwege. Hierbei wird zwischen zentraler und peripherer Obstruktion unterschieden, je nachdem, ob die kleineren (speziell die Bronchioli) oder die größeren Atemwege betroffen sind. Meßgröße das Atemwegswiderstandes ist die Resistance (Rt). Einfache Meßmethode ist der Atemstoßtest nach Tiffeneau (Einsekundenkapazität, AST oder FEV_1). Die FEV_1 wird einerseits absolut bestimmt, zum anderen in Relation zur forcierten Vitalkapazität (FVC) oder inspiratorischen Vitalkapazität (VCIN). Bei Einschränkung schließt sich ein Bronchospasmolysetest an, d. h., 10 Minuten nach Inhalation eines Broncholytikums wird die Messung wiederholt. Ist die Volumendifferenz gegenüber den Vorbefunden mindestens um 15 % größer, so handelt es sich um eine reversible Obstruktion, bei unverändertem Befund um eine irreversible.

Diffusionsstörung

Sie wird verursacht durch gestörten Gasaustausch zwischen Lungenalveole und Lungenkapillare infolge Veränderungen der Alveolarmembran (Rarefizierung der Alveolen durch fibrotische Lungenschrumpfung, Emphysem, Embolie, Pneumonie, Lungenödem). Hierbei sind die Bezeichnung Diffusionskapazität, Diffusionsfaktor oder Transferfaktor in Gebrauch.

Für die tägliche Praxis ist die Bestimmung der Diffusionskapazität nach der Singlebreath-Methode (Einatemzugmethode oder Atemanhaltemethode) ausreichend. Der Patient atmet nach maximaler Exspiration ein definiertes Kohlenmonoxid-Helium-Luft-Gemisch ein, hält die Luft 10 Sekunden an und atmet dann maximal aus. Aus der Differenz der Gaskonzentrationen läßt sich die Diffusionskapazität errechnen.

In der Praxis hat sich weiterhin die Bestimmung der Blutgase aus dem mit Finalgon hyperämisierten Ohrläppchen in Ruhe, während und nach definierter Ergometerbelastung (Fahrrad oder Laufband) bewährt. Bestimmt werden Sauerstoffpartialdruck, Kohlendioxidpartialdruck, pH-Wert und Basenüberschuß des arteriellen Blutes. Die Blutgasbestimmung unter Belastung korreliert mit der Diffusionskapazität. Sie gestattet die Unterscheidung zwischen Ventilationsstörung, Diffusionsstörung, Rechts-links-Shunt und Verteilungsstörung.

Perfusionsstörungen

Sie spielen in der Allgemeinpraxis bei Sarkoidose mitunter schon im Röntgenstadium I eine Rolle und werden verursacht durch Verminderung der arteriellen Durchblutung durch granulomatöse Gefäßveränderungen oder Embolien. Der Nachweis erfolgt durch Pulmonalisangiographie und Lungenszintigraphie.

Im Verlauf der Lungensarkoidose und der Stadienfolge kommt es zu sehr verschiedenartigen, mitunter auch zu typischen Störungen der Lungenfunktion.

Im Röntgenstadium I (Abb. **5**, S. 11) ist die Atemfunktion fast immer normal. Eine röntgenologisch nicht erklärbare Funktionseinbuße ist höchst selten und dann verdächtig auf sarkoidotische Veränderungen pulmonaler Gefäße im Sinne einer Perfusionsstörung.

Im Röntgenstadium II (Abb. **6**, S. 11) sind in Abhängigkeit der Vielfalt von Veränderungen meist Obstruktion und Restriktion kombiniert. Dabei ist es oft überraschend, wie gering angesichts der massiven Röntgenbefunde die Funktionsausfälle sind. Nur gelegentlich ist eine minimale Diffusionsstörung mit im Spiel.

Im Röntgenstadium III (Abb. **7**, S. 12) ist in Auswirkung des fibrotischen Schrumpfungsprozesses eine verminderte Vitalkapazität zwar charakteristisch, aber je nach Ausmaß der anatomischen Veränderungen von normal bis hochgradig schwankend. Gleiches gilt für die Störung der Diffusion. Eine bestehende Obstruktion ist meist durch chronische Bronchitis verursacht.

Die beiden wichtigsten Funktionsstörungen bei Lungensarkoidose betreffen die Diffusion und die Ventilation (Vitalkapazität, FEV_1), die mit den oben beschriebenen einfachen Methoden in jeder Praxis bestimmt werden können. Vielfach wird zur Bestimmung weiterer Funktionsparameter das etwas aufwendigere Verfahren der Ganzkörperplethysmographie angewendet. Hierbei befindet sich die Untersuchungsperson in einer luftdichten Kabine und atmet in ein Mundrohr.

Dabei besteht die Möglichkeit zur Bestimmung mehrerer Funktionsparameter, deren Ergebnisse mittels eingebauter Rechner automatisch registriert und in Zahlen sowie Atemdiagrammen ausgedruckt werden. Mit diesem Verfahren werden das thorakale Gasvolumen, der Atemwegswiderstand (Resistance), das Residualvolumen (RV) und deren Beziehung untereinander exakt bestimmt.

In Beschränkung auf die Bedürfnisse der Praxis kann auf die Beschreibung weiterer Prüfverfahren verzichtet werden.

Bronchobiopsie

Ziel dieses häufig erforderlichen Eingriffs ist die Beurteilung der Bronchialschleimhaut und die Gewebeentnahme aus Schleimhaut sowie auf transbronchialem Wege aus der Lunge zwecks histologischer Untersuchung. Auch wird dabei meist eine Bronchialspülung (BAL) für eine zytologische Untersuchung des Bronchialsekrets vorgenommen. Bei erheblicher Dyspnoe und großer Struma ist dieser Eingriff u. U. nur starr durchführbar. Wegen der Möglichkeit einer Nachblutung und eines Pneumothorax nach Lungenpunktion ist es ratsam, diese Untersuchung unter stationärer Beobachtung vorzunehmen.

Bezüglich erforderlicher Laboruntersuchungen s. S. 28.

Differentialdiagnose der chronischen Lungensarkoidose

Die differentialdiagnostischen Möglichkeiten der einzelnen Stadien sind in Tab. 3 aufgelistet.

Therapie der chronischen Lungensarkoidose

Unabhängig von der gegebenenfalls indizierten Cortisonbasistherapie (Kap. 18) ergibt sich oft die Notwendigkeit einer organbezogenen Therapie. Dabei gelten die Grundsätze der Behandlung der chronischen Bronchitis. Neben allgemeinen Maßnahmen wie Gewichtsnormalisierung, Bewegungstherapie, Kneippanwendungen, Atemtherapie, Massage und Sauna stehen inhalative Corticoide im Vordergrund.

Bei *hochdosierter* allgemeiner Cortisongabe ist eine zusätzliche inhalative Cortisontherapie allerdings nicht sinnvoll. Im Falle einer Obstruktion erfolgt eine zusätzliche Behandlung mit Bronchospasmolytika als Dosieraerosol oral.

Tabelle 3 Differentialdiagnose der chronischen Lungensarkoidose bei verschiedenen Stadien

Stadium	
Stadium I	– Morbus Hodgkin – Leukämie – Tuberkulose – Lymphknotenmetastasen (Hypernephrom)
Stadium II	häufig – Tuberkulose (Miliartuberkulose) – Pneumokoniosen – idiopathische Fibrose – Morbus Hodgkin – Lymphangitis carcinomatosa – Berylliose – Retikulosen selten – Lungenadenomatose – Histiozytose – Wegener-Granulomatose – Leiomyomatose – Hämosiderose – Cholesterinlunge – Amyloidose – Alveolarproteinose
Stadium III	– zirrhotische Lungentuberkulose – idiopathische Lungenfibrose – Wabenlunge – Lungendystrophie – Strahlenfibrose

Bei chronischer respiratorischer Insuffizienz kann eine Sauerstofflangzeitbehandlung erforderlich werden. Eine kardiale Dekompensation bedarf der Gabe eines ACE-Hemmers, eventuell in Kombination mit einem Glykosid und einem nichtkaliumsparenden Diuretikum.

Bakterielle Infekte bedürfen der Antibiose. Die Grippeschutzimpfung soll generell erfolgen (Ausnahme Hühnereiweißallergie). Bei schwerem, progredientem Verlauf der Sarkoidose wird die Tansplantation der Lungen oder einzelner Lappen diskutiert. Dies kann allenfalls als Ultima ratio gelten. Die amerikanischen Quellen jedoch lassen keine höhere Überlebenswahrscheinlichkeit gegenüber Nichttransplantierten erkennen.

Literatur

Doll, E.: Lungenfunktion bei der Lungensarkoidose. In Wurm, K.: Sarkoidose. Thieme, Stuttgart 1983 (S. 118–135)

Huzly, A.: Bronchoskopische Befunde. In Hoppe, R.: Sarkoidose. Schattauer, Stuttgart 1965

Radilla, M. L., et al.: Sarcoidosis and lung transplantation. Int. Conf. Sarc., London 1995

Wurm, K., et al.: Vena-cava-superior-Syndrom bei Sarkoidose. Radiologe 28 (1988) 999

9 Herz und Gefäße

M. Kornotzki

Die Herzsarkoidose ist wegen der damit verbundenen vitalen Bedrohung neben der Hirnsarkoidose die wichtigste extrapulmonale Manifestation der Sarkoidose. Bei massivem Befall des Herzens ist die Prognose, trotz hochdosierter Corticoid- und Schrittmachertherapie sehr schlecht, so daß in therapieresistenten Fällen die Herztransplantation unumgänglich werden kann.

Die *aktuelle Bedeutung der Herzsarkoidose* soll durch Betrachtung einiger historischer Fakten verdeutlicht werden. In der Geschichte der Sarkoidose ist bemerkenswerteise relativ spät von einer Miterkrankung des Herzens berichtet worden. Dabei handelte es sich um seltene Beobachtungen von Herzversagen nach jahrelanger Krankheitsdauer unter Erscheinungen von respiratorischer Insuffizienz. Die Erklärung als Folge erhöhten pulmonalen Widerstandes im Sinne eines Cor pulmonale chronicum war naheliegend.

Es ist noch nicht sehr lange her, daß bei Sarkoidosepatienten mit völligem Wohlbefinden und unabhängig von Krankheitsdauer und Stadium unerklärliche plötzliche Todesfälle, als Mors subita bezeichnet, Aufsehen erregten.

Bezüglich der Häufigkeit einer Miterkrankung des Herzens bei Sarkoidose zeigten die erst in letzter Zeit publizierten Statistiken von Klinikern und Pathologen unverständlich große Differenzen. Diese Diskrepanz beim Nachweis der Herzsarkoidose beruht hauptsächlich auf der negativen Selektion autoptischer Befunde und nur zum geringeren Teil auf klinischer Latenz bzw. mangelnder kardiologischer Untersuchung.

Ganz abgesehen von Selektion bedingten Unterschieden kann die Ursache dieser Diskrepanz nicht allein in klinisch stummen Herzaffektionen vermutet werden und ist somit ein Ansporn zu größerer ärztlicher Aufmerksamkeit bei der klinischen Diagnostik.

Mit der Feststellung, daß nach heutiger Kenntnis der Herztod die häufigste aller organbezogenen Todesursachen der Sarkoidose ist und eine sarkoidosebedingte Herzaffektion bei 10 % aller Sarkoidoseerkrankungen anzunehmen ist, wird die Aufgabe des Arztes bei der Betreuung der Patienten eindringlich vor Augen geführt.

Herz

Formen der Herzaffektion

Die granulomatöse Herzaffektion, kurz als **Myokardsarkoidose** bezeichnet, ist am häufigsten und bedeutsamsten (S. 20 f.). Sie betrifft überwiegend Patienten im jüngeren Erwachsenenalter, unabhängig vom Röntgenstadium, und kann auch nach Normalisierung des Lungenbefundes noch auftreten. Jeder Herzabschnitt kann betroffen werden, vom Epikard bis zum Endokard, die Koronargefäße und Herzklappen nicht ausgenommen. Entsprechend der Vielfalt von Lokalisation und Ausmaß der anatomischen Veränderungen ist die große Mannigfaltigkeit der klinischen Manifestationen schwankend von völliger Latenz über gelegentliche Rhythmusstörungen bis zu schwerer deletärer Herzkrankheit.

Die Affektion des sensiblen Reizleitungssystems gibt sich durch Pulsunregelmäßigkeiten oder EKG-Veränderungen am ehesten zu erkennen, während andere betroffene Herzanteile sich klinisch oft stumm verhalten. Das weite Spektrum der kardiologischen Symptomatik unterscheidet sich nicht von Herzkrankheiten anderer Genese, da es seitens des Herzens weder ein sarkoidosespezifisches Symptom noch einen spezifischen Befund gibt. Daraus folgt die Notwendigkeit, bei Sarkoidosepatienten mit Herzaffektion zwischen sarkoidosebedingten und nichtsarkoidosebedingten Veränderungen zu unterscheiden. Hierbei ist u. a. (Anamnese) der Effekt einer probatorischen Corticoidtherapie ein wichtiges Differentialdiagnostikum.

Bei bereits klinisch und histologisch gesicherter Sarkoidose ist die Endomyokardbiopsie heute wegen häufig falsch negativer Ergebnisse nicht mehr gerechtfertigt.

Das **Cor pulmonale chronicum** ist nicht durch Granulombefall verursacht, sondern hämodynamisch bedingt. Es entsteht in der Regel erst im Verlauf jahrelanger Lungensarkoidose im Stadium III als Folge der Widerstandserhöhung im Lungenkreislauf (pulmonale Hypertonie) und ist in der Regel von eingeschränkter Lungenfunktion begleitet. Das ist bei Myokardsarkoidose dagegen oft nicht der Fall. Eine seltene Ursache des Cor pumonale ist die Angiitis granulomatosa größerer Abschnitte der Lungengefäße. Hierbei kann der Röntgenbefund der Lunge wenig auffällig sein, geht aber mit Funktionseinbußen im Sinne einer Verteilungsstörung einher.

Schließlich wird als weiterer Entstehungsmechanismus eines Cor pulmonale die *Kompression der Lungengefäße* durch tumoröse mediastinale Lymphome diskutiert. Beobachtungen dazu fehlen in der Literatur.

Kombinierte Herzsarkoidose, d. h. Cor pulmonale chronicum mit gleichzeitigem Granulombefall des Herzens. Diese Form ist anscheinend häufiger als das „reine" Cor pulmonale chronicum.

Klinisches Bild

Das Wichtigste in der Diagnostik der Herzsarkoidose ist, überhaupt *daran zu denken*!

Alle in Tab. 4 aufgeführten Befunde sind unspezifisch und können nur diagnostisch unter dem Gesichtspunkt beurteilt werden, daß klinisch das Vorliegen einer Sarkoidose bekannt oder verdächtig ist. Gegebenenfalls sind andere Krankheitsursachen durch Aus-

Tabelle 4   Kardiale Folgen der Sarkoidose

Störungen durch Myokardausfall
- gestörte Pumpfunktion
- Mitralinsuffizienz

Störungen durch Ausfall des Reizleistungssystems
- Herzrhythmusstörungen (SA-, AV- und Schenkelblockierungen), Bradykardien, Kammerflattern, Kammerflimmern mit plötzlichem Herztod, Reentry-Tachykardien mit Herzjagen. Vorhofflattern oder -flimmern

Störungen durch periepikardialen Befall
- Perikarderguß

Störungen durch Befall von Koronararterien
- infarktähnliche Zustände
- Herzrhythmusstörungen

schlußdiagnostik abzugrenzen, insbesondere die koronare Herzkrankheit bei älteren Patienten mit entsprechendem Risikofaktorenprofil.

Patienten mit Myokardsarkoidose klagen über schwindende Leistungsfähigkeit, Belastungsdyspnoe, Druckgefühl in der Herzgegend, manchmal über thorakale Schmerzen und unregelmäßigen Herzschlag mit Schwindel- und Schwächegefühl. Bei gleichzeitig bestehenden Lungenfunktionseinbußen z.B. im Stadium II und III kann es sehr schwierig werden, zwischen pulmonalen und kardialen Ursachen der Atemnot zu unterscheiden. Kardiale Ödeme können ebenso beim dekompensierten Cor pulmonale chronicum wie bei gestörter Pumpfunktion des Herzens durch Myokardsarkoidose auftreten. Die Herzrhythmusstörungen oder Herzwandaneurysmen können Ursache thromboembolischer Komplikationen sein. Bei Kammerflimmern, Tachyarrhythmien oder komplettem AV-Block können plötzliche Todesfälle vorkommen, wobei in etwa 50% die Myokardsarkoidose bis zu diesem Zeitpunkt nicht bekannt war. Tritt die Myokardsarkoidose im akuten Stadium der Sarkoidose, dem Löfgren-Syndrom, auf, imponiert das klinische Bild als Myokarditis mit Fieber, Herzschmerzen, allgemeinem Krankheitsgefühl, Atemnot, Gelenk- und Muskelschmerzen. Bei Befall beider Herzkammern kann es zu generalisierten Ödemen, Atemnot und anderen Erscheinungen biventrikulärer Insuffizienz kommen. Oft bleibt die Myokardsarkoidose asymptomatisch und unbemerkt.

Da es sich bei der Sarkoidose um eine generalisierte Erkrankung handelt, sollte bei jeder klinischen Untersuchung neben Lungen- und Herzveränderungen auch die Stadarddiagnostik hinsichtlich der Hautveränderungen, Lymphknotenschwellungen, Leber- und Milzvergrößerung, der Alterationen des Nervensystems und der Augen durchgeführt werden.

EKG. EKG-Veränderungen bei Herzsarkoidose sind von außerordentlicher Vielfalt. Sie sind ebenfalls sämtlich unspezifisch. Am häufigsten sind Blockbildungen des Reizleitungssystems infolge Kompression durch Sarkoidosegranulome.

24-Stunden-EKG. Richtungweisende Herzrhythmusstörungen, die im Ruhe-EKG nicht nachweisbar sind, können häufig durch EKG-Langzeitaufzeichnungen doch noch erfaßt werden.

Echokardiographie. Initial finden sich Kammerwandverdickungen des linken Ventrikels, später Wandverdünnungen, Dilatation und Störungen der Kontraktilität. In 20% der Fälle von Myokardsarkoidose tritt im Verlauf der Erkrankung ein Perikarderguß auf. Die im Stadium der Widerstandserhöhung im Lungenkreislauf auftretenden Zeichen des Cor pulmonale chronicum unterscheiden sich nicht von denen bei anderen Lungenerkrankungen (s. Spezialliteratur).

Diagnostik in der Alltagspraxis

- Anamnese. Unregelmäßiger Herzschlag, Herzjagen, Schwindel, Bewußtlosigkeit, allgemeine Schwäche, Belastungsatemnot sind die häufigsten Beschwerden. Bei der Anamneseerhebung sollten die zeitlichen Beziehungen zwischen auftretenden Herzbeschwerden und der Grundkrankheit besonders berücksichtigt werden.
- Allgemeine Untersuchung. Organbeteiligungen von Haut, Lymphknoten, Leber, Milz, Augen und Nervensystem bestätigen die Diagnose des Grundleidens.
- Thoraxröntgen. Die stadienhaft verlaufenden röntgenologischen Veränderungen der Lunge sind pathognomonisch und werden ausführlich in Kap. 8 dargestellt. Die eingetretene Herzvergrößerung ist wichtiger Hinweis.
- EKG, Belastungs-EKG, 24-Stunden-EKG.
- Echokardiographie.

Ergeben sich aus den genannten Untersuchungen Verdachtsmomente für Myokardsarkoidose, sollte der Patient zur gezielten kardiologischen Diagnostik überwiesen werden.

Therapie

- Die Basistherapie ist die Corticoidtherapie (Kap. 18). Bei bekannter Sarkoidose berechtigt allein der Verdacht auf Myokardsarkoidose die sofortige hochdosierte Corticoidtherapie. Hinweisende Symptome sind schwere Allgemeinsymptome wie Fieber, Schwäche, Abgeschlagenheit, Gelenkschmerzen, Schwindel, Atemnot, zunehmende Herzinsuffizienz und neu auftretende Herzrhythmusstörungen.
- Organbezogene medikamentöse Therapie (Antiarrhythmika, Diuretika, AEC-Hemmer, Glykoside etc.).
- Schrittmachertherapie, gegebenenfalls automatische Kardioverter/Defibrillatoren.
- Herztransplantation als Ultima ratio bei progredienter therapieresistenter Herzinsuffizienz.

Häufigste Fehler bei der Behandlung

- Nichterkennung klinisch stummer Herzbeteiligung bei Sarkoidose infolge Unterlassung regelmäßiger Kontrolluntersuchungen;
- ungenügende Dosierung der Corticoide;
- zu kurze Behandlungsdauer.

Management bei Herzsarkoidose

1. Die kardiologischen Untersuchungen (Klinik, EKG, gegebenenfalls Langzeit-EKG) und regelmäßige Kontrollen sind in jedem Fall von Sarkoidose, auch bei völliger klinischer Latenz im Röntgenstadium I unverzichtbar.
2. Nach ausgeheilter bzw. inaktiver Lungensarkoidose ist weiterhin das Herz zu kontrollieren, da die Herzsarkoidose auch dann noch klinisch manifest werden kann.
3. Bei begründetem Verdacht auf Herzsarkoidose ist eine weitere gründliche Herzuntersuchung durch den Facharzt indiziert.
4. Die Behandlungsdauer der Herzsarkoidose mit Corticoiden erstreckt sich ohne Unterbrechung über Jahre, mitunter ist sie lebenslänglich erforderlich.
5. Bei Befall des Reizleitungssystems ist jederzeit mit plötzlichen Todesfällen zu rechnen. Daher ist die sorgfältige Überprüfung einer Schrittmacherindikation erforderlich.

Blutgefäße

Auch die Blutgefäße bleiben bei der Sarkoidose nicht verschont. Bei Befall der Herzkranzgefäße mit intramuralen Granulomen kann es zu Verengungen und Verschlüssen, wie bei der koronaren Herzkrankheit kommen und Angina pectoris sowie den Herzinfarkt verursachen. In der Differentialdiagnose sind die zeitliche Beziehung zur Grundkrankheit, das kardiovaskuläre Risikoprofil, das Lebensalter und gegebenenfalls die Beeinflußbarkeit durch Corticoide von Bedeutung.

Im Bereich der Lungensarkoidose führen granulomatöse Arterienverschlüsse zu Kavernen und bei Betroffenheit größerer Arterien zu Funktionsstörungen im Sinne von Verteilungsstörungen.

In allen anderen Organen des Körpers einschließlich der Extremitäten sind bei unklarer Symptomatik im Rahmen einer Sarkoidose granulomatöse Gefäßveränderungen ursächlich in Betracht zu ziehen. Kommt man über eine Vermutungsdiagnose nicht hinaus, ist eine probatorische Corticoidtherapie angezeigt.

Literatur

Abeler, V.: Sarcoidosis of the cardiac conducting system. Amer. Heart J. 97 (1979) 701–707

Hirose, Y., Y. Ishida, K. Hayashida, M. Maeno et al.: Myocardial involvement in patients with sarcoidosis. Clin. nucl. Med. 19 (1994) 522–526

Kirsten, D., H. Schaedel: Herzbeteiligung bei Lungensarkoidose. Z. Erkr. Atm.-Org. 162 (1984) 99–107

Schaedel, H., D. Kirsten, H.-J. Strauß: Sarcoid heart disease. Results of follow-up investigations. Europ. Heart J. 12, Suppl. (1991) 26–27

Suzuki, T., T. Kanda, S. Kubota, S. Imai, K. Murata: Holter monitoring as noninvasive indicator of cardiac involvement in sarcoidosis. Chest 106 (1994) 1021–1024

Tachibana, T., F. Ohmori, Y. Shinji, T. Miyamoto: Usefullness of various echocardiographic examinations in the study of extrapulmonary lesions of sarcoidosis. Nippon Rinsho (1994) 1530–1534

Takada, K., Y. Ina, M. Yamamoto, T. Satoh, M. Morishita: Prognosis after pacemaker implantation in cardiac sarcoidosis in Japan clinical evaluation of corticosteroid therapy. Sarcoidosis 11 (1994) 113–117

10 Augen

F. Bettinger und M. Schrenk

Die Miterkrankung des Auges ist eine häufige Frühmanifestation der Sarkoidose, die nicht selten Anlaß zur Entdeckung einer bisher latent bestehenden Sarkoidose ist (Obenauf u. Mitarb. 1978, Bettinger 1983, Klintworth 1990). Jeder Abschnitt des Auges und seiner Anhangsgebilde kann betroffen sein. Granulomatöse Infiltrate der Tränendrüse können zur Keratoconjunctivitis sicca führen, orbitale Epithelzellgranulome durch Befall der Hirnnerven Mobilitätsstörungen der Augenmuskeln oder in Form eines Pseudotumors einen einseitigen Exophthalmus verursachen. Granulome der Lidränder können irrtümlich als kleine Chalazien angesehen werden. Eine leicht durchführbare Biopsie von Bindehautgranulomen oder, wenn erforderlich, auch der Tränendrüse kann die Diagnose Sarkoidose histologisch bestätigen.

Klinisches Bild

Die häufigste Augenmanifestation stellt die akute – meist einseitige – und die chronische – meist doppelseitige – Iridozyklitis dar. Speckige Präzipitate, breite hintere Synechien, Koeppe-Busacca-Knötchen und größere Irisknoten gehören zu den Charakteristika, und Komplikationen wie bandförmige Keratopathie, Cataracta complicata und Sekundärglaukom sind keine Seltenheit. Bei Entzündungszeichen des Uvealtraktes im intermediären Bereich zwischen Ziliarkörper und Abgang der Vortexvenen finden sich Exsudate in den Glaskörper oder auf der Pars plana sowie Einscheidungen der peripheren Netzhautgefäße. Sie können durch eine begleitende zystische Makulopathie zu einer erheblichen Visusherabsetzung führen.

Der Hinterabschnitt ist weniger häufig beteiligt. Hier finden sich Läsionen in der Aderhaut, die narbig abheilen, Exsudate um die Netzhautgefäße (sog. Kerzenwachsflecken), Gefäßeinscheidungen bis Obliterationen mit Blutungen, Netzhautödem sowie subretinale Granulome. In der unteren Netzhautperipherie fallen oft kleine rundliche Münzennarben auf, teilweise von Lipoiddepots umgeben. Parazentrale und zentrale Skotome im Gesichtsfeld können Zeichen einer Neuritis bzw. Neuroretinitis des Sehnervs sein, und Granulome der Papille können eine Stauungspapille vortäuschen (Abb. 11).

Therapie

Für die Therapie der Augensarkoidose werden wie bei der systemischen Sarkoidosebehandlung Corticosteroide angewandt, da sie antiphlogistisch, exsudationsvermindernd, proliferationshemmend und immunsuppressiv wirken.

Konjunktivalknötchen heilen unter lokaler Anwendung von Tropfen und Salben (Hydrocortison, Prednison, Prednisolon, Dexamethason) schnell ab. Das gleiche gilt im allgemeinen für die Iridozyklitis, bei der man zusätzlich in Abhängigkeit vom Schweregrad subkonjunktival 1- bis 2mal 2–4 mg Dexamethason verabreicht. Bei chronisch rezidivierender

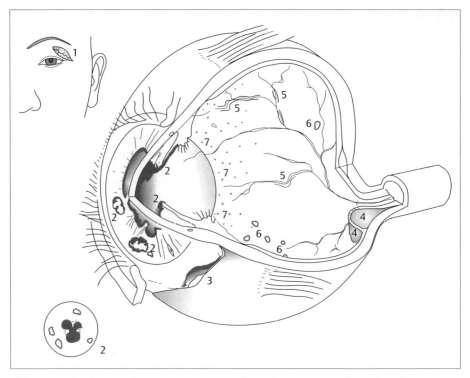

Abb. 11 Sarkoidosemanifestationen im Augenbereich. 1 = Tränendrüsenbeteiligung, 2 = hintere Synechien und Irisgranulome, 3 = Bindehautgranulom, 4 = Optikusgranulom, 5 = Gefäßeinscheidungen, 6 = Münzennarben, 7 = Glaskörperinfiltration.

granulomatöser Iridozyklitis, vor allem mit Knotenbildung und bei jeglicher Beteiligung des hinteren Augenabschnitts, ist eine systemische Corticoidbehandlung angezeigt (Bettinger 1983, Zierhut 1994). Mydriatika (Parasympathikolytika oder Sympathikomimetika) gehören zur unerläßlichen Uveitistherapie. Sie wirken der Ausbildung von Synechien entgegen und führen zur Ruhigstellung des entzündeten Gewebes. Es empfiehlt sich, sie nicht nur bei der Iridozyklitis, sondern auch bei der Chorioretinitis anzuwenden.

Trockene Wärme, Rotlicht und Kurzwellen können schließlich als hyperämisierende Maßnahmen ergänzend eingesetzt werden.

Prognose

Aus dem Schweregrad der Komplikationen ist ersichtlich, daß es sich bei der Augensarkoidose nicht um ein harmloses und medikamentös leicht zu kurierendes Entzündungsgeschehen handelt, sondern daß im Verlauf des chronischen und rezidivierenden Krankheitsprozesses bleibende Schäden an den Augenstrukturen mit erheblichen Funktionsstörungen entstehen können. Sozialmedizinisch bedeutsam ist die Tatsache, daß bei ungenügender und unsachgemäßer Behandlung das Augenleiden schließlich zur Erblindung oder zur Berufsunfähigkeit führen kann.

Eine eingehende ophthalmologische Untersuchung ist daher in jedem Falle einer Sarkoidose indiziert, auch wenn der Patient über keinerlei Sehstörungen klagt, da nur so eine klinisch noch latente Miterkrankung des Auges frühzeitig erkannt und dann mit um so größerem Erfolg behandelt werden kann.

Bei einmal festgestellter Augensarkoidose muß der Patient über Jahre hinaus augenärztlich kontrolliert werden, denn Rezidive können für den Patienten lange symptomlos bleiben. Bei Langzeitverläufen ist das Sekundärglaukom häufig und bedarf besonderer Beachtung.

Literatur

Bettinger, F.: Augen. In Wurm, K.: Sarkoidose. Thieme, Stuttgart 1983

Kanski, J. J., M. Spitznas: Lehrbuch der klinischen Ophthalmologie. Thieme, Stuttgart 1987

Klintworth, C. R.: Sarcoidosis. In Gold, D. H., T. A. Wenigerist: The Eye in Systemic Disease. Lippinkott, Philadelphia 1990

Naumann, G. O. H.: Pathologie des Auges. Springer, Berlin 1980

Obenauf, C. D., H. E. Shae, C. F. Syndor, K. G. Klintworth: Sarcoidosis and its ophthalmic manifestations. Amer. J. Ophthal. 86 (1978) 684

Zierhut, M.: Uveitis, Bd. 2: Therapie. Kohlhammer, Stuttgart 1994

11 Sarkoidose der Haut

K. Wurm

Hautsarkoide sind immer eine Begleiterscheinung der chronischen Sarkoidose im Sinne einer Spätmanifestation. Die Dermatologen haben das historische Verdienst, die Eigenständigkeit der Sarkoidose, wenn auch nicht als eine systemische Allgemeinkrankheit, als erste erkannt zu haben und in ihrer Forschung führend gewesen zu sein. Heute ist die Hautsarkoidose in Auswirkung der Corticoidtherapie nicht nur seltener geworden, es kommen auch schwere, entstellende Formen zumindest in Deutschland und in den europäischen Ländern kaum noch vor. Hautsarkoide zeigen eine sehr große Mannigfaltigkeit in ihrem Aussehen und bezüglich der Ausbreitung. Die Dermatologen unterscheiden zwischen erythrodermischen, papulösen, anulären und hypopigmentierten Herden. Nässen und Juckreiz oder Ulzerationen sind selten zu beobachten.

Bevorzugte Lokalisationen sind dem Sonnenlicht oder der Abkühlung ausgesetzte Körperregionen: Gesicht (Lupus pernio der Nase), Ohrläppchen und Kopfhaut, Streckseiten der Extremitäten.

Von speziellem Interesse sind *Narbensarkoide*, d.h. granulomatöse Veränderungen in alten Hautnarben (Folge von Operationen oder Unfällen), die sich nach Hinzukommen einer Sarkoidose durch Verdickung und Rötung auffällig ändern und damit als *Frühsymptom* auf eine bis dahin noch latente Sarkoidose aufmerksam machen können. Pathogenetisch handelt es sich um einen isomorphen Reizeffekt, wie er dem Dermatologen als *Köbner-Phänomen* bei Psoriasis oder Lichen ruber bekannt ist.

Angesichts des Formenreichtums der Hautsarkoide ist ihre Diagnostik Sache des Dermatologen, obgleich bei schon bekannter Sarkoidose derartige Hautaffektionen wenig Zweifel offen lassen.

Unter allen invasiven diagnostischen Verfahren steht die Hautbiopsie an technischer Einfachheit und Sicherheit der Aussage an der Spitze. Unter systematischer Corticoidtherapie kommt es rasch zur Abheilung. Geringe Affektionen können sogar spontan verschwinden. Mit lokaler Anwendung von Corticoidsalben unter Verwendung von Folien (Sermaka Folie, Leukoflex) oder intrafokalen Corticoidinfiltrationen können vereinzelte Herde zur Rückbildung gebracht werden.

Literatur

Kalkoff, K. W., K. Wurm: Hautsarkoidose. In Wurm, K.: Sarkoidose. Thieme, Stuttgart 1983 (S. 180–189)

12 Bewegungsapparat

K. Wurm

Alle Anteile des Bewegungsapparates, d.h. Knochen, Gelenke, Synovia, Sehnen und Sehnenscheiden sowie die Muskulatur können betroffen werden.

Knochen

Klinisch ist die Miterkrankung der Knochen am wichtigsten. Die Mehrzahl der Knochenaffektionen tritt jedoch klinisch nicht in Erscheinung und bleibt sogar bei der üblichen röntgenologischen Untersuchung nicht immer erkennbar. Erst unter Anwendung spezieller Untersuchungsverfahren wie Tomographie, Szintigraphie und Densographie ist ein zuverlässiger Nachweis bzw. Ausschluß möglich. Zu klinisch manifester Knochensarkoidose kommt es bei chronischer Sarkoidose nach eigener Erfahrung nur in wenigen Prozent aller Fälle. Die bekannteste Form ist die Ostitis cystoides multiplex (ursprünglich mit dem Zusatz „tuberculosa") an Fingern und Zehen. Die früher oft gebrauchte Bezeichnung „Morbus Jüngling" wird weder der Priorität der Entdecker noch der nosologischen Bewertung gerecht. Hinzu kommt, daß nicht immer zu entscheiden ist, ob es sich lediglich um eine belanglose anatomische Variante oder um eine pathologische Veränderung handelt.

Die Lokalisationen der bei Sarkoidose vorkommenden Knochenaffektionen sind in Abb. **12** dargestellt (S. 46).

Am häufigsten sind die Phalangen von Fingern sowie Zehen betroffen, manchmal auch die Metakarpalia und Metatarsalia. Wesentlich seltener, aber klinisch bedeutsamer ist die Affektion von Wirbelkörpern oder Schädelknochen wegen Gefährdung von Rückenmark und Gehirn. Grundsätzlich aber muß mit dem Befall eines jeden anderen Skelettabschnittes gerechnet werden, wie im eigenen Krankengut bezüglich der Sella und auch der Maxilla beobachtet werden konnte.

Pathogenese

Die Skelettsarkoidose ist im Rahmen der Generalisation eine Spätmanifestation der meist schon jahrelang bestehenden Erkrankung. Sie kann mitunter als scheinbar „isolierte" Knochensarkoidose noch fortbestehen, wenn intrathorakale Veränderungen nicht mehr nachweisbar sind („Stadium 0" S. 43). Pathogenetisch ist die Erkrankung des Knochenmarks der Ausgangspunkt. Möglicherweise haben die gelegentlich geklagten „Knochenschmerzen" ohne objektiv nachweisbare Veränderungen in einem Markbefall ihre Ursache. Markbiopsien aus Beckenkamm oder Sternum sind in ihrem Ergebnis vom Zufall abhängig.

Zweierlei Arten von Strukturveränderungen sind zu unterscheiden. Am bekanntesten sind Zysten im Bereich der Spongiosa. Bedeutsamer ist die diffuse Rarefizierung der Knochenstruktur, einhergehend mit Verdünnung der Kortikalis und Neigung zu Spontanfrakturen, in der Regel begleitet von einer Affektion der umgebenden Weichteile und deshalb schon äußerlich auffällig. Im Unterschied zum osteolytischen Prozeß kommt es in anderen Fällen zu osteosklerotischen (osteoplastischen) Veränderungen, die röntgenologisch durch Verdichtung auffallen.

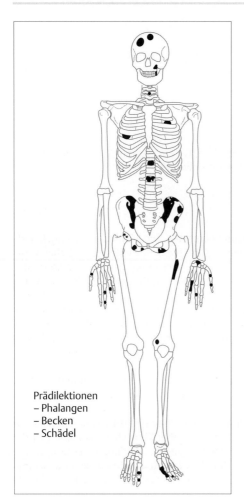

Abb. 12 Die häufigsten Lokalisationen der Knochensarkoidose.

Prädilektionen
– Phalangen
– Becken
– Schädel

Diagnose und Therapie

Für die Annahme einer Knochensarkoidose ist eine bestehende Sarkoidose in anderen Organen, speziell der Lungen, ein Verdachtsmoment.

Bei Laboruntersuchungen sind erhöhte alkalische Phosphatase im Blut und Ausscheidung von Hydroxyprolin im Harn ein Hinweis auf Knochensarkoidose. Die weitere Abklärung ist Sache des Orthopäden bzw. Röntgenologen. Trommelschlegelfinger bzw. Uhrglasnägel können bei längerer respiratorischer Insuffizienz im Stadium III beobachtet werden. Akute granulomatöse Arthritis infolge Synovitis ist Teilsyndrom der akuten Sarkoidose, bei chronischer Sarkoidose jedoch sehr selten. Femurkopfnekrose, eine seltene, aber schwerwiegende Folge langdauernder Corticoidtherapie ist bekannt.

Die *Osteoporose*, manchmal Nebenwirkung langdauernder Corticoidtherapie, bedarf speziell bei älteren Patienten einer besonderen Aufmerksamkeit. Dabei kommt neuerdings neben konsequenter Gymnastik und allgemeiner körperlicher Aktivität die Einnahme von

Sexualhormonen und von Biphosphaten in Kombination mit Calcium in Betracht. Calcitonin ist nur zur Behandlung osteoporosebedingter Schmerzen indiziert. Bei Frauen in der Menopause mit manifester Osteoporose ist eine Mitbehandlung des Gynäkologen und Orthopäden zu empfehlen.

Skelettmuskulatur

Granulomatöse Veränderungen der Skelettmuskulatur verhalten sich klinisch meist latent, da sie hauptsächlich das Interstitium betreffen, wobei die Muskulatur intakt bleibt. Sie sind jedoch recht häufig, weshalb bei Sarkoidoseverdacht die risikofreie Muskelbiopsie aus der Wadenmuskulatur eine gute diagnostische Chance bietet.

Als Teil einer Allgemeinerkrankung tritt die Muskelsarkoidose selten in klinische Erscheinung. Sie verursacht dann meist symmetrische Myalgien und Paresen der proximalen Extremitätenabschnitte des Beckens und des Schultergürtels.

Die Diagnose stützt sich auf die Kenntnis der bestehenden Lungensarkoidose, die lokale Symptomatik und Muskelbiopsie. Bei Laboruntersuchungen ist Erhöhung von Kreatinase, Aldolase und Lactathydrogenase im Serum zu erwarten; die BSG kann erhöht sein, auch Erhöhung von Gammaglobulin und Eosinophilie werden beobachtet. Schließlich sind im EMG Abweichungen festzustellen.

Differentialdiagnostisch ist zwischen Muskelgranulomatose und Muskelatrophie als einer Nebenwirkung der Cortisontherapie im Sinne einer Corticoidmyopathie zu unterscheiden.

Literatur

Ringe, D.: Neues Konzept in der Osteoporosetherapie. Arzneimitteltherapie 4 (1996) H. 6

Wurm, K.: Bewegungsorgane. In Wurm, K.: Sarkoidose. Thieme, Stuttgart 1983 (S. 152)

13 Nervensystem

K. Wurm

Über die Miterkrankung des Nervensystems finden sich statistisch keine verläßlichen Angaben. Die Gehirnerkrankung ist von großer Bedeutung. Geringfügige meningeale Reizerscheinungen, die sowohl bei akuter wie chronischer Sarkoidose nicht selten vorkommen und nur Kopfschmerzen verursachen, werden meist nicht beachtet. Bei ernster zerebraler Beteiligung ist die Hirnbasis mit Ausfällen von Hirnnerven bevorzugt betroffen. Die periphere Fazialisparese steht an der Spitze, sei es isoliert oder in Kombination mit weiteren Ausfällen. Das isolierte Auftreten einer Fazialisparese ohne bekannte Sarkoidose sollte Veranlassung zu einer Thoraxröntgenaufnahme sein.

Andere Hirnnervenaffektionen mit der Folge von Schluck- und Sprachstörungen, Sensibilitätsausfällen im Trigeminusbereich, Hypakusis, Hypo- bzw. Anosmie sowie Augenmuskellähmungen sind selten und erfordern fachneurologische Abklärung. Das gilt um so mehr und dringend vor allem bei schon bekannter Sarkoidose für hinzukommende und anhaltend starke Kopfschmerzen, epileptische Anfälle, Wesensänderungen, Bewußtseinsstörung oder multiple fokale Symptome. Auch Diabetes insipidus kommt vor.

Diagnostisch ist bei Verdacht auf zerebrale Erkrankung die Untersuchung mittels Kernspintomographie unverzichtbar, und bei der Liquoruntersuchung ist auch der ACE-Titer zu bestimmen.

Die Affektion des Rückenmarks gibt sich durch sensible oder motorische Ausfälle zu erkennen.

Die Prognose der Fazialisparese und des Heerfordt-Syndroms ist gut, wenngleich es auch zu einer bleibenden Gesichtslähmung kommen kann. Bei spinaler und insbesondere zerebraler Sarkoidose ist in Abhängigkeit von Lokalisation und Ausmaß der Läsion die Prognose sehr unterschiedlich bis infaust.

Literatur

Jerusalem, F.: Sarkoidose des Nervensystems und der Muskulatur. In Wurm, K.: Sarkoidose. Thieme, Stuttgart 1983 (S. 166–172)

14 Harnorgane

K. Wurm

Zu einer Miterkrankung der Nieren kommt es bei rechtzeitiger Corticoidtherapie nur selten. Verschiedenartige Verlaufsformen sind zu unterscheiden:

- Als Folge einer akut einsetzenden Hyperkalzämie kann es wegen tubulärer Schädigung zu reversibler Niereninsuffizienz kommen.
- Im Niereninterstitium führt die Entwicklung von Granulomen zu akuter bzw. chronischer interstitieller Nephritis mit sehr unterschiedlichem Ausgang.
- Auf eine Kalbablagerung in den Tubuli, meist im Zusammenhang mit Hyperkalzämie, ist das Auftreten einer *Nephrokalzinose* als sehr ernste Komplikation zurückzuführen.
- Das Vorkommen von Nierenkoliken infolge Kongrementbildung ist bei Sarkoidose um ein Vielfaches häufiger als im Durchschnitt der Bevölkerung. Fast immer handelt es sich um Oxalatsteine.

Im Unterschied zu Nephrolithiasis verlaufen die beiden ersten obengenannten Nierenaffektionen meist stumm, werden zu Lebzeiten oft nicht erkannt und sind dann bei Obduktionen ein Überraschungsbefund.

Diagnostisch rechtfertigt bei bekannter Sarkoidose ein pathologischer Harnbefund lediglich den Verdacht auf Nierenerkrankung, der zur Bestätigung einer Nierenbiopsie bedarf. Ein negatives Ergebnis schließt eine Nierensarkoidose nicht aus und erfordert weitere nephrologische Untersuchungen.

Allein bei Verdacht auf Nierensarkoidose ist sofortige Corticoidtherapie notwendig, um die Gefahr einer letal endenden Niereninsuffizienz zu bannen.

Sarkoidosebefall der ableitenden Harnwege, der Harnblase und der Urethra ist höchst selten.

Literatur

Wurm, K.: Harnorgane. In Wurm, K.: Sarkoidose. Thieme, Stuttgart 1983 (S. 150)

15 Übrige Organe

K. Wurm

Lymphknoten

Die Lymphknoten sind in jedem Falle bei Sarkoidose bevorzugt betroffen, was Schaumann veranlaßt hat, ihr den Namen „Lymphogranulomatosis benigna" zu geben. Die obligate Affektion der mediastinalen Lymphome – oft begleitet von paraortalen Lymphomen – ist als Primäraffektion von pathogenetischer Bedeutung. Die peripheren Lymphome speziell im Halsbereich können wegen entstellender Größe bei Jugendlichen (Abb. **13**) prima vista an Morbus Hodgkin denken lassen.

Weniger auffallende kleine, bei chronischer Sarkoidose im Halsbereich, besonders aber in der Tiefe der rechtsseitigen Supraklavikulargrube (Daniels-Biopsie) vorkommende Lymphome sind nur bei gezielter Palpation zu entdecken. Die Daniels-Biopsie mit Entfernung der in der Skalenuslücke befindlichen Lymphknoten ist ein risikofreier Eingriff und ein positiver Befund von zuverlässiger diagnostischer Aussage.

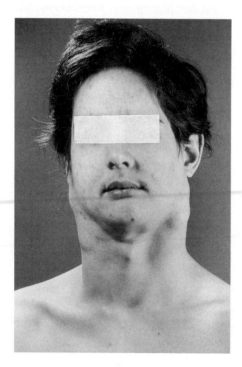

Abb. **13** Halslymphome bei einem 15jährigen Jungen. Verdacht auf Morbus Hodgkin.

Milz

Milzvergrößerung ist bei chronischer Sarkoidose in den meisten Fällen anzutreffen. Eine exakte Größenbestimmung erfolgt durch sonographische Untersuchung. Bei großem, mit abdominellem Druckgefühl verbundenem Milztumor stellt sich wegen der Gefahr einer Milzruptur bei stumpfen abdominellen Einwirkungen die Frage nach einer Exstirpation, die auch in Zusammenhang mit hämolytischer Anämie erforderlich werden kann. Der damit verbundenen erhöhten Infektionsanfälligkeit (speziell gegenüber Pneumokokken) wird mit Pneumomax-Immunisierung begegnet. Unter Corticoidtherapie bildet sich die Milzvergrößerung nur langsam zurück oder kann nach klinischer Heilung als belangloser Restbefund bestehen bleiben.

Leber

Auch die Leber ist sehr häufig, obgleich klinisch latent, betroffen. Abgesehen von erhöhter γ-GT ist die Leberserologie in der Regel unauffällig. Die technisch leicht ausführbare Leberblindpunktion liefert selbst bei Granulomnachweis keine sichere Aussage, da gleichartige Granulome auch bei Hepatopathie anderer Ätiologie anzutreffen sind. Die unter Laparoskopie aufschlußreichere Biopsie kommt nur unter stationären Bedingungen in Betracht.

Verdauungstrakt

Die Miterkrankung des Verdauungstraktes tritt klinisch wenig in Erscheinung. Die subjektiv geringe Sensibilität und die große Toleranz in funktioneller Hinsicht sind eine Erklärung. Meist handelt es sich um Befunde bei operativen Eingriffen oder um Entdeckungen bei Obduktionen. Alle Abschnitte des Verdauungstraktes (Lippen, Mundschleimhaut, Zunge, Tonsillen, Pharynx, Ösophagus, Magen und der Darm) können betroffen werden. Dysphagie ist auf Ösophagusaffektion verdächtig.

Die Sarkoidose des Magens ist am häufigsten und bedarf besonderer Beachtung. Diffuse Infiltrationen sind meist klinisch unauffällig, stärkere Veränderungen verursachen gastritische Beschwerden, Ulkussymptomatik, Magenblutung, Pylorusstenose oder das Bild von Antrumtumor. Gastroskopisch ergeben sich entsprechend unterschiedliche Befunde.

Diagnostisch ist die Kenntnis einer bestehenden Lungensarkoidose der entscheidende Hinweis. Es kann sich aber auch um eine Sarcoidlike reaction handeln, wofür die Entwicklung granulomatöser Veränderungen der Magenschleimhaut nach Aufnahme von Talkpuder ein Beispiel ist. Die bei Morbus Crohn im Darm vorkommenden Granulome dürfen nicht als Hinweis zur Annahme einer Sarkoidose gelten.

Endo- und exokrine Organe

Die Miterkrankung dieser sehr sensiblen Organe verläuft selten stumm und ist daher in der Regel nicht zu übersehen.

Bei Störung der Hypophyse ist Diabetes insipidus die häufigste Erscheinung. Eine röntgenologische Darstellung der Sella und der Metopirontest schaffen Klarheit.

Die Schilddrüsenerkrankung verläuft bei geringem Granulombefall meist unbemerkt, massiver Befall kann sowohl Hyperthyreose als auch Hypothyreose (Myxödem) verursachen, aber auch innersekretorische Auswirkungen in Form der Hashimoto-Thyreoiditis wurden bekannt.

Bezüglich der Nebennieren sind Fälle von Sarkoidose mit Addison-Syndrom beschrieben.

Keimdrüsenbefall beider Geschlechter wurde bei Operationen und Obduktionen gefunden, ohne daß eine klinische Manifestation bekannt gewesen war.

Die Affektion der Speicheldrüsen als Sialadenitis verdient als Eigenart der Sarkoidose ausdrückliche Erwähnung. Am häufigsten und auffälligsten betroffen ist die Ohrspeicheldrüse, oft Teil des Heerfordt-Syndroms. Manchmal führt die Parotitis als erste Erscheinung zum Arzt, der prima vista zur Diagnose Mumps verleitet werden kann. Seltener sind die sublingualen und submandibularen Speicheldrüsen mit einbezogen; letztere sind nicht mit Lymphomen zu verwechseln. Mundtrockenheit und Dysphagie sind Hinweissymptome.

Die Pankreasaffektion wird meist erst bei Obduktionen festgestellt. Im Falle einer Pankreassymptomatik ist die Entscheidung zwischen sarkoidaler Affektion und einer Erkrankung aus anderer Ursache schwierig. Die anamnestische Ermittlung der zeitlichen Aufeinanderfolge von Sarkoidosebeginn und Eintritt der Pankreasstörung kann den diagnostisch entscheidenden Hinweis liefern.

HNO-Bereich

Verlegung der Nasenatmung durch Polypen oder Beeinträchtigung des Geruchvermögens infolge granulomatöser Schleimhautveränderungen können später zu Schleimhautatrophie oder Stenose des Tränenkanals führen. Bei Störungen des Gehör- und Gleichgewichtsorgans muß der Facharzt konsultiert werden. Die Affektion des Kehlkopfes ist eine große Seltenheit. Epiglottis und Plica aryepiglottica werden bevorzugt betroffen und verursachen hartnäckige Heiserkeit.

Genitalorgane

Die Diagnose einer Sarkoidose der Genitalorgane des *weiblichen* Geschlechts wird meist verfehlt. Werden bei histologischer Untersuchung von Kürettagematerial „Tuberkel" festgestellt, so sollte auch an Sarkoidose gedacht werden. Über Ovarialsarkoidose ist aus der Literatur nichts bekannt. Dagegen liegen Mitteilungen über Mammasarkoidose, die auch von uns beobachtet wurde, mehrfach vor.

Befall der männlichen Genitalorgane ist selten. An Leichen mit generalisierter Sarkoidose konnte als extrem seltener Befund eine Miterkrankung von Hoden, Nebenhoden, Prostata sowie Samenblase und Samenstrang nachgewiesen werden.

Blutbildende Organe

Die Auswirkungen des Knochenmarkbefalles auf die Hämopoese sind offenbar gering. Über Panmyelopathie ist nichts bekannt. Bezüglich Blutbild s. S. 28.

Literatur

Wurm, K.: Sarkoidose. Thieme, Stuttgart 1983

16 Sarkoidose im Kindesalter

K. Wurm

Im Kleinkindesalter ist die Sarkoidose eine Rarität, im Schulalter noch selten; sie zeigt einen auffälligen Anstieg vor und nach der Pubertät. Beim Jugendlichen zeichnet sich die Sarkoidose durch stärkere Affektion der peripheren Lymphknoten (Abb. **13**, S. 50) aus und bleibt daher nicht unbemerkt. Das so auffällige Löfgren-Syndrom wird beim Kind im Unterschied zum Erwachsenen nicht beobachtet.

Der Krankheitsbeginn ist weniger dramatisch als beim Erwachsenen. Er zeichnet sich durch uncharakteristische Symptomatik wie Appetitlosigkeit, Schwächegefühl, Husten, Leib- und Gliederschmerzen sowie Fieber aus und zieht das Kind um so mehr in Mitleidenschaft, je jünger es ist. Zwar kann auch beim Kind jedes Organ betroffen werden, doch bestehen Unterschiede in der Häufigkeit der Organbeteiligungen. Das Heerfordt-Syndrom wird öfter beobachtet, und häufiger sind vor allem die Affektion von Rachen- und Gaumenmandeln, die sich für eine diagnostische Biopsie anbieten. Knochenveränderungen werden beim Kind kaum angetroffen, dagegen kann es zu fungusähnlichen Bildern größerer Gelenke infolge granulomatöser Veränderungen der Synovia mit Kapselbeteiligung kommen. Im Thoraxbereich beschränkt sich die Sarkoidose beim Kind auf hiläre bzw. mediastinale Lymphome, nur selten kommt es zu einem Stadium II. Ein irreparables Stadium III wurde anscheinend beim Kind und beim Jugendlichen nicht beobachtet. Auch die Spätmanifestation in Form einer Hautsarkoidose wurde nicht bekannt.

Diagnose. Bei Verdacht auf Sarkoidose ist speziell die Tuberkulinreaktion von größerer Bedeutung als beim Erwachsenen. Ein negativer Hauttest ist bei gegebenem Verdacht dann ein Hinweis auf Sarkoidose, wenn das Kind früher tuberkulinpositiv gewesen ist oder eine frühere BCG-Impfung zu einer positiven Hautreaktion geführt hat. Kalkherde in der Lunge deuten auf vorausgegangene Tuberkulose hin.

Die stets anzutreffenden peripheren Lymphome ermöglichen ohne größeren Eingriff eine bioptische Abklärung.

Therapeutisch ist angesichts der großen Neigung zur Spontanheilung und zwecks Vermeidung einer Wachstumsstörung gegenüber einer Behandlung mit Corticoiden Zurückhaltung geboten. Im Falle zwingender Indikation ist die Verwendung von ACTH (Synacthen) allein oder in Kombination mit Corticoiden ein möglicher Ausweg.

17 Allgemeine Diagnostik

K. Wurm

Die Diagnostik der *akuten Sarkoidose* bereitet dem Kenner des Krankheitsbildes keine Schwierigkeiten (Kap. 7). Die um das 3- bis 4fache häufigere *chronische Verlaufsform* macht jedoch wegen der Vielfalt ihrer Erscheinungsbilder und der langen Verlaufsdauer diagnostisch oft Probleme. Im Gegensatz zur akuten Form ist die chronische Sarkoidose durch kein hinweisendes, führendes Leitsymptom charakterisiert, verbirgt sich häufig unter der Maske sehr verschiedenartiger Krankheitsbilder oder verläuft zuweilen klinisch völlig stumm. Daraus ergeben sich der diagnostische Grundsatz, bei jedem unklaren Krankheitsbild auch das Vorliegen einer Sarkoidose in Betracht zu ziehen, und die Konsequenz der Anfertigung einer Thoraxröntgenaufnahme, deren Befund die entscheidende Weichenstellung liefert. Bei normalem Thoraxröntgenbefund ist mit großer Wahrscheinlichkeit eine Sarkoidose auszuschließen, so daß weitere gezielte Untersuchungen in dieser Richtung zunächst unterbleiben können. Bei pathologischem Röntgenbefund kann sich schon ein dringender Verdacht ergeben, der zur definitiven Bestätigung nur noch weniger spezieller Untersuchungen bedarf.

Zu empfehlen ist methodisches Vorgehen im Sinne einer *Standarddiagnostik*, die meist rasch zum Ziel führt:

- Die ausführliche *Anamnese* erstreckt sich nicht nur auf das Befinden des Patienten und gezielte Befragungen nach Sarkoidoseerkrankungen in der Familie bzw. Sippe, sondern auch nach etwaigen Thoraxaufnahmen in den zurückliegenden Jahren.
- Bei der *körperlichen Untersuchung* ist neben dem allgemeinen Aspekt und dem Ernährungszustand speziell auf Hautveränderungen sowie Beschaffenheit alter Narben zu achten und nach vergrößerten Lymphknoten in den Körperbeugen, besonders an den Halsseiten und in der Tiefe der rechtsseitigen Fossa supraclavicularis zu fahnden, deren Biopsie (Daniels-Biopsie) einen größeren invasiven Eingriff erspart. Die Milzvergrößerung ist oft schon anhand der Thoraxröntgenaufnahme erkennbar; meist kann man sie perkutorisch bzw. palpatorisch nachweisen. Ihre genaue Größenbestimmung erfolgt durch Sonographie.
- Basisbefund ist die *Röntgenaufnahme der Lunge*. Abgesehen von einigen für Sarkoidose typischen Befundmustern ist die Vielfalt von Röntgenbildern in den Stadien II und III höchst mannigfaltig. Läßt sich unter Beachtung der Vorbefunde der für Sarkoidose *spezifische* Verlauf feststellen (Kap. 5), ergibt sich bei entsprechendem klinischen Bild die Diagnose mit solcher Sicherheit, daß auf einen invasiven diagnostischen Eingriff verzichtet werden kann.
- Prüfung der Lungenfunktion (S. 32 f.).
- Unverzichtbare Laboruntersuchungen sind BSG, Bestimmung von ACE und Lysozym, vollständiges Blutbild mit Differentialausstrich, Harnstatus und Tuberkulinstempeltest.
- Die Anfertigung eines EKG (evtl. 24-Stunden-EKG) zwecks Vergleich mit vielleicht später auftretenden Veränderungen ist auf jeden Fall erforderlich, ebenso die augenärztliche Untersuchung – auch bei fehlenden Sehstörungen.

Die Notwendigkeit eines bioptischen Eingriffs (S. 20, 22) mit dem Ziel des histologischen Granulomnachweises ist von dem Ergebnis der aufgeführten Untersuchungen abhängig zu machen. Zu risikofreien bioptischen Eingriffen eignen sich Hautherde, veränderte Narben, Schleimhaut der Nase und Nebenhöhlen, periphere Lymphome, M. gastrocnemius sowie für den Augenarzt die Konjunktiva; auch Beckenkammbiopsie und Sternalpunktion kommen in Betracht. Falls mit den genannten Eingriffen eine diagnostische Abklärung nicht möglich ist, gilt die Mediastinoskopie als zuverlässigste Methode, wobei ein negativer Befund gegen das Vorliegen einer Sarkoidose spricht.

Der bei Leberbiopsie erhobene Granulombefund ist von unsicherer diagnostischer Aussage, da Epitheloidzellgranulome auch bei Hepatopathie anderer Genese angetroffen werden. Eine bronchoalveoläre Lavage (BAL) erübrigt sich, sofern sie nicht im Rahmen einer notwendigen transbronchialen Lungenbiopsie vorgenommen wird. Das Ergebnis einer BAL ist in der diagnostischen Aussage nicht sarkoidosespezifisch und für die auf andere Weise beurteilbare Krankheitsaktivität nicht erforderlich.

Bezüglich der diagnostischen Wertung des histologischen Befundes gilt der Satz von D. G. James: „Not all that glitters, is sarcoidosis" (S. 22 f.).

Kriterien der Krankheitsaktivität

Schon aus klinischer Sicht lassen sich eine Reihe von Merkmalen nennen, die ein verläßliches Urteil bezüglich der Krankheitsaktivität erlauben:

- Das Thoraxröntgenbild liefert oft durch die Art des Befundes wichtige Hinweise. Speziell aber ist in der Verlaufsserie aus dem Befundwandel die Verlaufstendenz zu erkennen, wobei sowohl regressive wie progressive Befundänderungen auf Aktivität hindeuten.
- Verschlechterung der Lungenfunktion spricht für noch zunehmende Umwandlung vorhandener Granulome in Fibrose.
- Befundbesserung im Röntgenbild nach kurzdauernder Cortisontherapie läßt retrospektiv auf noch fortbestehende Krankheitsaktivität schließen.
- Infiltrative Hautveränderungen.
- Entzündlicher Augenbefund.
- Neu hinzukommende Sarkoidosemanifestationen.
- Persistenz peripherer Lymphome; die Persistenz einer geringen Milzvergrößerung hingegen kann als belangloser Restbefund gewertet werden.
- Hohe Enzymtiter von ACE und Lysozym.
- Positive BAL-Befunde (Lymphozytose und Relation der Helferzellen gegenüber Suppressorzellen CD 4/CD 8 > 2,0.
- Positives Galliumszintigramm.

Auf chemische Untersuchungen, die wie z. B. Nekrosefaktor, IL-2-R und andere Intermediärstoffe (Lymphokine), die in der Grundlagenforschung von Interesse sind, kann in der Praxis sowohl wegen des methodischen Aufwands als auch aus Kostengründen verzichtet werden, ebenso auf die Galliumszintigraphie zum Nachweis röntgenologisch nicht erkennbarer Lungenveränderungen. Der Hauttest nach Kveim (S. 22) spielt in der klinischen Diagnostik keine Rolle mehr.

Allgemeine diagnostische Hinweise bei Sarkoidose

Aus klinischer Sicht lassen sich eine Reihe von Gesichtspunkten nennen, die in ihrer Synopsis eine verläßliche Beurteilung der Krankheitssituation erlauben:

- Ein normaler Thoraxröntgenbefund mit negativer Mediastinoskopie spricht mit sehr hoher Wahrscheinlichkeit gegen Sarkoidose (Maassen 1982).
- Laufende Gewichtsabnahme läßt sich mit Sarkoidose nicht erklären.
- Anhaltende oder rezidivierende Fieberzustände sprechen gegen Sarkoidose, oder aber das Fieber ist durch eine von der Sarkoidose unabhängige Ursache hervorgerufen.
- Der histologische Befund von Epitheloidzellgranulomen rechtfertigt für sich allein ohne entsprechendes klinisches Bild nicht die Annahme einer Sarkoidose (S. 23).
- Der ACE-Test ist diagnostisch nicht zuverlässig. Normale Titer schließen Sarkoidose nicht aus, und pathologische Titer kommen auch bei einigen anderen Krankheiten vor. Der ACE-Test ist außerdem ein Aktivitätsmerkmal und eignet sich zur Verlaufsbeurteilung und bei ambulanter Behandlung zur Kontrolle in der Einhaltung der ärztlichen Verordnung, da die regelmäßige Einnahme eine rasche Titersenkung bewirkt.
- Ohne klinische Hinweise auf extrathorakale Organbeteiligung ist die Suche nach latent betroffenen Organen mittels röntgenologischer oder szintigraphischer Ganzkörperuntersuchungen nicht zu rechtfertigen, zumal sie selbst bei positiven Befunden ohne unmittelbare therapeutische Konsequenzen sind. Gerok (1995) bezeichnet eine Diagnostik „l'art pour l'art" als ein unärztliches und ethisch nicht vertretbares Handeln.

Doppelerkrankungen im Sinne von zwei gleichzeitig bestehenden Erkrankungen sind zu unterscheiden von interkurrenten Erkrankungen, die sich bei chronischer Sarkoidose im Laufe der Zeit hinzugesellen. Von speziellem Interesse ist das Verhältnis zwischen Tuberkulose und Sarkoidose wegen der bei beiden Erkrankungen vorkommenden Kavernen und Verkalkungen. Zur Vermeidung von Fehldiagnosen ist die Kenntnis ihrer unterschiedlichen Pathogenese aufschlußreich: Bei Tuberkulose entstehen Kavernen als Folge von käsigem Gewebezerfall, bei Sarkoidose sind sie verursacht durch Ernährungsstörungen bei Befall arterieller Gefäße.

Die auffallend selten zu beobachtende Krebserkrankung bei noch aktiver Sarkoidose mag als Folge der hyperergischen Abwehrstärke der Sarkoidose interpretiert werden. Auch ist uns die deutlich geringere Infektanfälligkeit der Sarkoidosekollektive im Vergleich zur Durchschnittsbevölkerung aufgefallen.

Literatur

Costabel, U.: Bronchoalveoläre Lavage, Allergologie 13 (1990) 104

Gerok, W.: Grenzen des Wissens und Handelns in der Medizin. Dtsch. med. Wschr. 120 (1995) 1015–1021

Maaßen, W.: Tuberkulose heute: Sarkoidose. Grünenthal, Stolberg 1982

Wurm, K., D. Ehmann: Diagnostik. Proc. Gesichtspunkte, Kostendämpfung. Dtsch. Ärztebl. 83 (1986) 2170

18 Therapie

K. Wurm

Therapeutisches Ziel

Bei gegebener Indikation zu medikamentöser Therapie ist die Beseitigung des Granuloms, dem unmittelbar krank machenden Prinzip der Sarkoidose, das Behandlungsziel. Hierfür kommen in erster Linie suppressiv wirkende Medikamente in Betracht, welche die hyperergische, zellige Proliferation verhindern und bestehende Granulome vor ihrer Umwandlung in Fibrose zur Rückbildung bringen.

Gegenüber der Röntgenbestrahlung verhalten sich große mediastinale Lymphome im Unterschied zu den Lymphomen bei Morbus Hodgkin refraktär. Bezüglich zerebraler Sarkoidose s. S. 48.

Indikationen medikamentöser Therapie

Nach Abschluß der Diagnostik ist die Entscheidung über die Notwendigkeit medikamentösen Eingreifens für den weiteren Krankheitsverlauf bestimmend. Bei etwa der Hälfte aller Patienten ist eine medikamentöse Behandlung überflüssig, nicht selten sogar schädlich, von finanzieller Verschwendung ganz abgesehen. Das gilt vor allem für die asymptomatischen und daher meist zufällig entdeckten Fälle des Röntgenstadiums I ohne manifeste extrathorakale Organveränderungen. Auch im Stadium II kann bei geringen Lungenveränderungen noch abgewartet werden. Voraussetzung sind gute Befindlichkeit des Patienten und fehlende extrathorakale Organbeteiligung. In diesem Fall ist jedoch der weitere Verlauf in $^1/_4$jährlichen Abständen sorgfältig zu kontrollieren. Der Verzicht auf Corticoidtherapie ist in den meisten Fällen der akuten Verlaufsform der Sarkoidose angezeigt.

Bei der chronischen Sarkoidose sind die in Tab. 5 aufgeführten Indikationen zu nennen.

Jede dieser Organsarkoidosen erfordert nicht nur die suppressive Basistherapie, sondern auch eine organbezogene Medikation. Im Rahmen der am häufigsten notwendigen Therapie der Lungensarkoidose erfolgt automatisch auch die Mitbehandlung der anderweitig betroffenen Organe.

Kriterien der Indikationsstellung:

- Art des Befundes,
- Funktionseinbuße des Organs,
- subjektive Befindlichkeit,
- Verlaufstendenz,
- hohe Enzymtiter von ACE und Lysozym als Hinweis auf Krankheitsaktivität,
- pathologischer BAL-Befund (Lymphozytose, HL4> HL8).

Der histologische Befund für sich allein ist kein Grund zu einer Medikation.

Tabelle 5 Häufigkeit der organbezogenen Therapieindikationen

Organ	Geschätzte Häufigkeit*
Progrediente Lungensarkoidose	70 %
Sarkoidose der Augen	10–20 %
Sarkoidose des Herzens	5 %
Sarkoidose der Haut	5 %
Sarkoidose des ZNS	1–2 %
Sarkoidose des Knochensystems	1–2 %
Sonstige Organe und Hyperkalzämie	?

* Unter der Gesamtheit behandlungsbedürftiger Sarkoidoseformen

Verfügbare Medikamente

Mittel der Wahl sind Glucocorticoide. Die Vielzahl der im Handel befindlichen synthetischen Präparate zeigen bezüglich Wirkungsstärke und Nebenwirkungen große Unterschiede (Tab. 6). Ihre Auswahl ist Sache des Arztes gemäß persönlicher Erfahrung, wobei auch die großen Preisunterschiede zu beachten sind. Die zum Vergleich der Wirksamkeit früher gebrauchte Äquivalenztabelle hat sich nicht bewährt und ist heute verlassen. Maßgebend ist der therapeutische Index (Relation zwischen kurativem Effekt und Nebenwirkungen) (Abb. 14).

Die suppressive Wirkung der nichtsteroidalen Medikamente ist sehr unterschiedlich. Alle sind mit zum Teil gefährlichen Nebenwirkungen belastet.

Lediglich Azathioprin (Imurek) ist in der ambulanten Behandlung von Bedeutung. Nach wirksamer Initialbehandlung mit Corticoiden kann unter Weiterbehandlung mit Azathioprin (100–150 mg/Tag) ein Rückfall verhindert oder sogar eine weitere Besserung erzielt werden. Eine probeweise Anwendung, evtl. kombiniert mit kleinen Corticoiddosen, ist zu empfehlen.

Über die Brauchbarkeit von Chloroquin (Resochin) und Penicillamin, die nur selten verordnet werden, sind gesicherte Beobachtungen nicht bekannt.

Die zytostatisch wirkenden Medikamente Methotrexat, Cyclophosphamid (Endoxan) und Cyclosporin A sind keine Langzeittherapeutika und finden bei Kontraindikationen gegenüber Corticoiden und zwingender Notwendigkeit zum Eingreifen unter stationären Bedingungen Anwendung.

Zur Zeit ist als corticoidsparendes Zusatzmedikament Pentoxifyllin, speziell bei aktiver Sarkoidose in Erprobung (Marques 1997). Seine Wirkung beruht auf Unterdrückung der TNF-α-Produktion der Alveolarmakrophagen.

Über wirksame Behandlung in zwei Fällen corticoidresistenter Lungensarkoidose mittels des Epiphysenhormons Melatonin wurde aus Florenz berichtet (Cagnoni 1995).

Vor Einführung der Corticoidtherapie wurden zahlreiche Medikamente verwendet (z. B. Sanamycin, Antibiotika, Potaba, Levamisol, Lampren, Aldactone u. a.), die endgültig der Vergangenheit angehören. Das gilt auch für Tuberkulostatika und ebenso für die unter der irrigen Annahme einer tuberkulösen Ätiologie der Sarkoidose hartnäckig verfochtene Stimulation mit Injektionen von Tuberkulin.

Tabelle 6 Sarkoidosetherapeutika

Medikament	Wirkung	Nebenwirkungen*	Bemerkungen
Corticoide	sehr gut	u. a. Katarakt Glaukom Osteoporose	Mittel der Wahl
Azathioprin	schwach	Leukopenie Anorexie	allein oder in Kombination mit Corticoiden
Chloroquin	schwach	Korneatrübung	ophthalmologische Kontrolle
Penicillamin	fraglich	Neuropathie	verlassen?
Cyclophosphamid	stark	vielfältig	nur stationär
Methotrexat	stark	vielfältig	nur stationär
Cyclosporin A	stark?	Neuropathie	nur stationär

* Nur die wichtigsten genannt (s. Rote Liste).

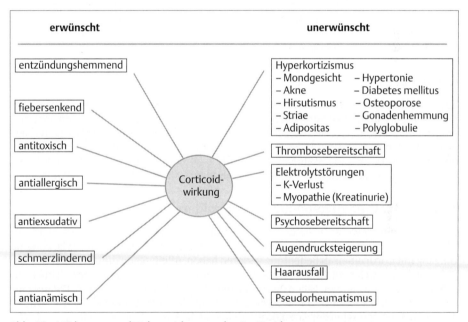

Abb. 14 Wirkungen und Nebenwirkungen der Corticoide.

Die Kenntnis der wichtigsten pharmakodynamischen Eigenschaften ist für einen wirksamen Gebrauch Voraussetzung. Zu unterscheiden ist zwischen antiallergischen, antitoxischen und antiphlogistisch-antiproliferativen Wirkungen. Der antiallergische Effekt hat in der Sarkoidosetherapie untergeordnete Bedeutung.

Corticoide

Was die Corticoide zum Sarkoidosetherapeutikum befähigt, ist die antiproliferative Eigenschaft. Die Wirkung spielt sich auf molekularer Ebene in einer Reaktion zwischen Zellrezeptoren (Adhäsionsmoleküle) und Corticoidaffinität ab. Die kurze Wirkungsdauer mit einer Halbwertszeit von etwa 6–8 Stunden ist eine allgemeine Eigenschaft der oral zugeführten Corticoide. Ihre pharmakodynamische Wirkung ist nicht autonom, sondern von einer Vielzahl von Faktoren abhängig, welche das chemische Milieu ausmachen (Resorption, Verteilung, Metabolisierung, Elimination, unspezifische Bindungen, Antagonisten). Noch weitere Einflüsse wie individuelle Reaktionslage, Alter, Geschlecht und Körpergewicht spielen eine Rolle und sind eine Erklärung für unterschiedlichen therapeutischen Effekt trotz gleicher Dosierung.

Nebenwirkungen der Corticoide

Die unerwünschten Begleiterscheinungen der Corticoidtherapie erfordern besonderes Augenmerk. Ihr Ausmaß ist abhängig von der Art des Präparates, der Dosis, der Dauer der Einnahme und der individuellen Stoffwechselsituation des Patienten. Zu nennen sind: unerwünschte Gewichtszunahme infolge Fettumverteilung (Mondgesicht und Stiernacken), Hyperlipidämie, Haarausfall, Gesichtsbehaarung, Linsentrübung, Muskelatrophie, Hautatrophie, Ekchymosis und Osteoporose. Sie können durch Gegenmaßnahmen gemindert oder völlig verhindert werden seitens des Patienten selbst (Diät, körperliche Aktivität) und seitens des Arztes durch Verwendung von Corticoiden mit geringer Natriumretention und gezielten flankierenden Maßnahmen (s. unten).

Corticoidresistenz

Das Ausbleiben des therapeutischen Effektes trotz genügender Dosierung und verläßlicher Einhaltung der ärztlichen Verordnung ist eine Seltenheit. Als Ursache kommen anatomische Veränderungen (z. B. Fibrose, Atelektase durch Gefäßverschluß oder hormoneller Antagonismus (Hyperthyreose) in Betracht. Auffällig ist die geringe Beeinflußbarkeit großer mediastinaler Lymphome, während gleichzeitig innerhalb der Lungen eine weitgehende Rückbildung festzustellen ist. Ursache ist die geringe Vaskularisation großer Lymphome.

Kontraindikationen gegenüber Corticoiden

Zu nennen sind schwerer Diabetes mellitus, Psychosen in der Anamnese, Ulcus ventriculi, Glaukom, manifeste Osteoporose, Thrombosen, die aber bei zunehmender Erfahrung im Umgang mit Corticoiden an Bedeutung verloren haben. Allein schon durch parenterale Applikation lassen sich manche unerwünschten Auswirkungen verhindern, speziell hinsichtlich des Magens, in anderen Fällen durch flankierende Maßnahmen (s. unten). Kommt eine alternative Medikation nicht in Betracht, entsteht für Arzt und Patient ein heikles Dilemma, wenn die Progression der Sarkoidose anhält und die Entwicklung einer irreparablen Fibrose zu befürchten ist. Besteht die Notwendigkeit zur Fortsetzung der Corticoidtherapie trotz corticoidinduzierter Linsentrübung, so muß dem Patienten die Entscheidung über eine später notwendige Kataraktoperation mit Linsenersatz anheimgestellt werden, oder aber die Lungensarkoidose wird ihrem ungünstigen Verlauf überlassen.

Methodik der Corticoidtherapie

Als Allgemeinerkrankung erfordert die Sarkoidose unabhängig von der klinisch dominierenden Organerkrankung die Beeinflussung des Gesamtorganismus, d. h. eine systemische Therapie, sei es oral oder parenteral. Über nur topische Corticoidtherapie s. einschlägige Organsarkoidosen.

Bei der **oralen Behandlungsweise** wird von uns Triamcinolon wegen geringer Natriumretention bevorzugt. Hierbei werden initial 40 mg in einer morgendlichen Dosis für die Dauer von 4–6 Wochen verabreicht. Die weitere Dosierung wird von dem Ergebnis der Kontrolluntersuchung abhängig gemacht, worauf dann zunächst 24 bzw. 16 mg für weitere Monate gegeben werden und zuletzt 8 mg als Erhaltungsdosis. Geringere Dosen sind nach unserer Erfahrung von unsicherer Wirkung. Wohl aber schätzen die Patienten oft die positive Beeinflussung ihres Befindens, wenn sie weiterhin noch täglich oder jeden 2. Tag 4 mg einnehmen. Magenmittel (Antazida, H_2-Blocker) sind nur bei entsprechender Magenanamnese indiziert.

Bei **parenteraler Applikation,** die wir zunächst initial bevorzugen, werden 3–5 Injektionen zu 80 mg Tiramcinolonacetonid 1mal wöchentlich intraglutäal verabfolgt. Nach erzielter Besserung erfolgt die Weiterbehandlung mit 40 mg Triamcinolonacetonid in 2-, 3- oder 4wöchigen Intervallen für unbestimmte Zeit unter Kontrolle von Röntgenbefund, Lungenfunktion und ACE in $1/4$- bis $1/2$jährlichen Abständen. Die Frage, ob die Weiterbehandlung durch den Hausarzt mit Tabletten oder weiteren Injektionen erfolgen soll, lassen wir die Patienten entscheiden, von denen viele der Injektionsbehandlung den Vorzug geben.

Begründung der parenteralen Therapie. Verschiedentlich wurde die von uns bei gehfähigen Patienten seit Jahrzehnten mit besten Erfolgen praktizierte Depotbehandlung als „obsolet" kritisiert. Die Warnung vor einem „Triamcinolonloch" nach i. m. Injektionen oder wegen mangelnder Dosisanpassung in auftretenden Streßsituationen ist sachlich nicht gerechtfertigt. Der Haupteinwand, der zirkadiane Rhythmus der endogenen Ausschüttung des Cortisols werde hierbei nicht beachtet und die Funktion der Nebenniere auf Dauer geschädigt, ist völlig unbewiesen.

Im Unterschied zu stationär bettlägerigen Patienten erfolgt unter ambulanter Behandlung körperlich aktiver Patienten die Freisetzung aus dem Depot in Abhängigkeit von der muskulären Tätigkeit, also durchaus dem Tages- und Nachtrhythmus entsprechend. Des weiteren unterliegen die Granulome einer permanenten, gleichmäßigen Beeinflussung und nicht infolge der Halbwertszeit oral verabfolgter Corticoide der Unterbrechung. Die intraglutäale Injektion in den oberen vorderen Quadranten muß mit langer Nadel (cave subkutanes Fettpolster!) beim liegenden Patienten und nach vorausgegangener Aspiration erfolgen.

Infolge Umgehung der Leberpassage wird bei parenteraler Depotbehandlung die Metabolisierung vermieden, so daß die verabfolgte Dosis verlustlos zur Wirkung kommt.

Die Depotbehandlung wird speziell bei empfindlichem Magen geschätzt. Darüber hinaus ist die Inkorporation der beabsichtigten Dosierung gewährleistet und ermöglicht somit ein sicheres Urteil über die durchgeführte Behandlung.

Der Gesamtverbrauch an Corticoiden während einer 4wöchigen Initialbehandlung ist bei täglicher Einnahme von 40 mg Triamcinolon gegenüber der Depottherapie mit 4mal 80 mg Triamcinolonacetonid 4mal größer!

Von einer inhalativen Corticoidtherapie ist ein wirksamer systemischer Effekt nicht zu erwarten. Sie ist jedoch sinnvoll zur Bekämpfung lästigen Reizhustens, wobei auf sorgfältige Mundhygiene zu achten ist.

Behandlungsdauer

Bei chronischer Sarkoidose handelt es sich um eine Langzeittherapie, die selten weniger als 3 Jahre beträgt, oft länger und manchmal bis zum Lebensende erforderlich ist.

Der Zeitpunkt der Therapiebeendigung ist nicht ohne Probleme. Ist es unter stufenweiser Reduzierung der Dosis in $1/4$- bis $1/2$jährlichen Intervallen zum Befundstillstand gekommen, sei es zur Normalisierung des Röntgenbefundes oder zu einem bleibenden Restbefund, so wird die Dosierung beendet. Kommt es daraufhin zu einem Rückfall, der sich innerhalb von Monaten einstellt, wird eine Wiederaufnahme der Corticoidtherapie in doppelter Höhe der zuletzt gegebenen Dosis vorgenommen. Ein Wiederanstieg des ACE-Titers ist lediglich ein Verdachtsmoment und rechtfertigt für sich allein keine erneute Therapie, doch sind Kontrollen angezeigt. Auftretende Gliederschmerzen (Pseudorheumatismus) nach Einstellung der Medikation sind nicht Zeichen von Rückfall, sondern Ausdruck eines Corticoidentzugsyndroms (oft erniedrigte DHEAS-Werte!) und verschwinden unter körperlicher Aktivität allmählich.

Therapieeffizienz

Unter wirksamer Corticoidtherapie kommt es schon innerhalb von 2–3 Wochen zur Rückbildung von Hautsarkoiden oder Verkleinerung peripherer Lymphome, während die mediastinalen Lymphome unverändert bleiben. Die Lungenveränderungen lassen, gleiche Aufnahmequalität vorausgesetzt, nach 3–4 Wochen eine eindeutige Abnahme erkennen. Der *Iridozyklitistest* läßt schon innerhalb weniger Tage mit nachlassender Zellströmung im Kammerwasser (Spaltlampe) und bei vorhandenen Irisknoten mittels Lupe an ihrer Verkleinerung den Wirkungseintritt erkennen. Erhöhte Titer von ACE normalisieren sich meist innerhalb von Wochen.

Das Ausbleiben der zu erwartenden Besserung läßt auf Nichteinhaltung der ärztlichen Verordnung schließen, sofern nicht Corticoidresistenz (s. oben) vorliegt.

Bewertung der Corticoidtherapie

Gegenüber den Skeptikern bezüglich einer echten Heilwirkung der Corticoidbehandlung, insbesondere auch hinsichtlich der Angst vor ihren Nebenwirkungen, muß folgendes vor Augen gestellt werden: Seit Einführung der Corticoidtherapie ab 1950 hat sich in der Situation der Sarkoidose ein sehr erfreulicher Wandel vollzogen: Hautsarkoidosen, speziell mit ihren schweren und entstellenden Veränderungen, kommen uns heute kaum noch zu Gesicht. Der früher häufige Ausgang der Augensarkoidose in Erblindung ist bei rechtzeitiger Behandlung zur Seltenheit geworden. Die genetisch bestimmte Neigung der Sarkoidose zu hyperergischer Reaktion wird durch suppressive Einwirkung wahrscheinlich nicht verkürzt, wie die häufig vorkommende Rekrudeszenz nach völliger Remission zeigt. Die Möglichkeit jedoch, das Wiederauftreten von klinischen Manifestationen zu verhindern, kann den Segen der Corticoidtherapie nicht in Zweifel ziehen. Eine Steigerung der Therapieerfolge ist bei Beachtung der Indikationen mit rechtzeitigem Behandlungsbeginn, genügender Dosierung und genügend langer Behandlungsdauer zu erwarten.

Für den Ausgang einer Sarkoidoseerkrankung sind sachkundige ärztliche Behandlung und verständnisvolle Verhaltensweise des Patienten bestimmend. Mit den zwei Beispielen Abb. **15** und **16** wird dies demonstriert.

- Chronische Sarkoidose eines 23jährigen Mannes. Unter zeitweiliger (!) Medikation rezidivierender Verlauf infolge ungenügender Dosierung und mangelnder Kooperation des Patienten (Abb. **15 a** und **b**).

Corticoide

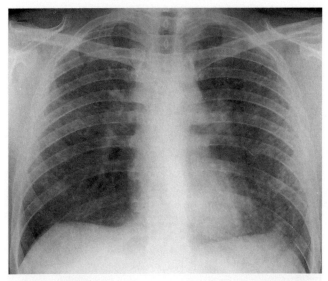

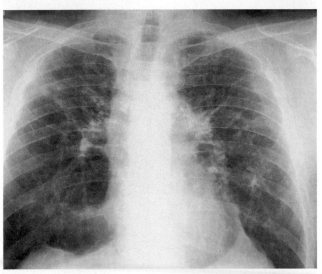

Abb. 15 Chronische Sarkoidose eines 23jährigen Mannes. **a** Ausgeprägtes Stadium II vor Beginn der oralen Corticoidmedikation. **b** Befund nach 10jähriger Behandlung. Irreparabler Endzustand im Stadium III mit respiratorischer Insuffizienz (VK 57 %) und Cor pulmonale.

- Chronische Sarkoidose einer 24 Jahre alten Patientin in gutem Allgemeinzustand, ohne Hinweis auf extrathorakale Organbeteiligung. Lungenfunktion normal (Abb. **16 a** und **b**).

18 Therapie

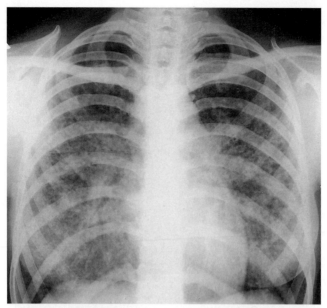

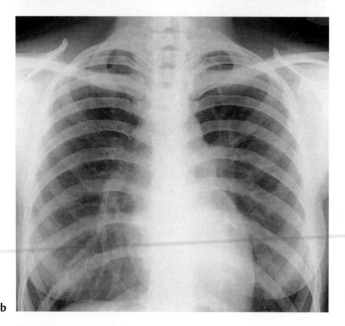

Abb. 16 Chronische Sarkoidose einer 24jährigen Patientin. **a** Ausgeprägtes Stadium II vor Beginn der Volontherapie. **b** Ausheilung ohne Rezidiv nach 6 monatiger Therapie (initial 4mal 80 mg Volon A i. m., anschließend 5 Monate per os Volon ausschleichend).

Cortisonausweis

Jeder mit Corticoiden zu behandelnde Patient muß mit einem Cortisonausweis versorgt werden, damit im Falle eines Unfalls oder einer interkurrenten Erkrankung sich der behandelnde Arzt über die bestehende Krankheit und ihre Behandlung mit Corticoiden und der Notwendigkeit sofortiger zusätzlicher hoher Dosen von Corticoiden informieren kann.

Therapeutisches Gesamtkonzept

Die Corticoidtherapie ist die *medikamentöse Basistherapie* der Sarkoidose, *jedoch niemals Monotherapie!* In allen Fällen sind neben organbezogener Medikation noch weitere flankierende Maßnahmen zur Verringerung oder völligen Vermeidung unerwünschter Nebenwirkungen ein unverzichtbarer Bestandteil jeder Sarkoidosebehandlung.
Das sind:

Bewegungstherapie

Konsequente und vielseitige, dem individuellen Leistungsgrad angemessene körperliche Aktivität als physiologisches Stimulans zur körpereigenen Cortisolproduktion ist das wirksamste Prophylaktikum gegenüber den Corticoidnebenwirkungen, ganz speziell gegenüber der Entwicklung von Osteoporose. Unter allen flankierenden Maßnahmen steht die Bewegungstherapie im Vordergrund in ausgesprochenem Gegensatz zu der häufig fälschlicherweise verordneten Schonung oder gar Bettruhe. Nach Abschluß einer klinischen Diagnostik kann bei unkomplizierten Fällen auf weitere stationäre Behandlung verzichtet werden. Speziell bei älteren Patienten ist die positive Auswirkung regelmäßiger körperlicher Aktivität auf die Psyche therapeutisch wichtig.

Es ist erstaunlich, welcher Grad an Leistungen selbst im Stadium III mit reduzierten Lungenvolumina noch möglich ist, ein differentialdiagnostisch wichtiges Kriterium gegenüber der genuinen Lungenfibrose. Die körperliche Aktivität ist speziell im Fibrosestadium noch durch intensive, lebenslange Atemgymnastik zu ergänzen, um dem Schrumpfungsprozeß der Lungen entgegenzuwirken.

Diät bei Sarkoidose

Auch bei normalgewichtigen Patienten ist neben Beschränkung der Kalorienmenge, speziell von Kohlenhydraten und Fett, die Verordnung eiweißreicher Diät eine Begleitmaßnahme jeder Corticoidtherapie. Außerdem Vermeidung von Alkohol und Nikotin sowie regelmäßige Gewichtskontrollen!

Ärztliche Führung

Der Patient ist über das Wesen seiner Krankheit und den Sinn der Behandlungsweise eingehend zu belehren, weil nur der informierte Patient bei einer langdauernden Therapie die Gewähr für die erforderliche Kooperation bietet. Auch muß der Arzt angesichts des noch immer angstbesetzten Reizwortes „Cortison" viel Aufklärungsarbeit leisten. Dem Bedürfnis nach Information wird seitens der Patienten mit Gründung der Selbsthilfeorganisation „Sarkoidose-Vereinigung e. V." Rechnung getragen.

Alternative Behandlungsweisen

Spontane Ausheilung (Abb. **4**) ist auch bei chronischer Sarkoidose in der Hälfte der Erkrankungen zu erwarten. Das betrifft vor allem Patienten des Röntgenstadiums I, die ohne Beschwerden sind und klinisch manifeste extrathorakale Organbeteiligungen nicht erkennen lassen.

Kommt es unter naturheilkundlichen Maßnahmen erwartungsgemäß zur Ausheilung, so wird von ihren Anhängern zwischen post hoc und propter hoc meist nicht unterschieden. Bei einer von anthroposophischer Seite über viele Monate hin durchgeführten Misteltherapie mit Iscador-Injektionen konnte zunehmende Progredienz festgestellt werden.

Literatur

Cagnoni, M. L., et al.: Melatonin for treatment of chronic refractory sarkoidosis. Lancet 346 (1995) 1229

Marques, L. J., et al.: Pneumologie 51 (1997) 170

19 Prognose

K. Wurm

Die prognostische Beurteilung der Sarkoidose ist vor allem für den behandelnden Arzt von unmittelbarer Wichtigkeit. Auch für den Sozialmediziner und Gutachter ist die Abschätzung des Endausganges von Interesse. Die üblichen epidemiologischen Zahlen (Kap. 2) über Letalität und Mortalität spielen keine Rolle, da es sich dabei ohnehin nur um grobe Schätzwerte handelt, von Land zu Land verschieden, abhängig vom Niveau des Gesundheitswesens.

In der Praxis kommt es nur auf die Beurteilung des Einzelfalles an. Aus der Analyse der individuellen Situation ergeben sich Hinweise auf die voraussichtliche Entwicklung und die zu treffenden therapeutischen Maßnahmen. Auch der Patient selbst erwartet von seinem Arzt eine sachkundige Information über die möglichen Folgen seiner Krankheit.

Zunächst ist festzustellen, ob es sich um einen Patienten mit akuter Sarkoidose (Löfgren-Syndrom) oder mit der chronischen Verlaufsform handelt (S. 24 ff.). Patienten mit der akuten Verlaufsform haben mit einer Spontanheilungsrate von 85 % die Chance der vollständigen Ausheilung und einer Restitutio ad integrum. Die prognostische Beurteilung der chronischen Sarkoidose erlaubt keine pauschale Aussage. Jeder Einzelfall ist sehr differenziert zu bewerten, wobei die in Tab. 7 in der Reihenfolge ihrer Bedeutung aufgeführten

Tabelle 7 Prognosebestimmende Faktoren bei chronischer Sarkoidose (in der Reihenfolge ihrer Bedeutung)

Günstige Indizien	Ungünstige Indizien
Wohlbefinden, guter Allgemeinzustand	höheres Alter
Alter unter 35 Jahren	Lymphopenie
weibliches Geschlecht	röntgenologische Progredienz
Stadium I oder II	Stadium III
Lungenfunktion normal	Lungenfunktionsstörung
stationärer Lungenbefund	mehrfach manifester Organbefall
Lymphozytose, große CD4/CD8-Ratio	großer Milztumor
lebenswichtige Organe nicht manifest beteiligt	Befall des Knochensystems
	Befall des ZNS
	Befall des Herzens
	Nephrokalzinose
	zusätzliche Zweiterkrankungen (Diabetes mellitus, Adipositas)
	Therapieresistenz

Faktoren zu berücksichtigen sind. Darüber hinaus sind die folgenden allgemeinen Gesichtspunkte zu beachten: Eine Aussage über die voraussichtliche Dauer ist in jedem Stadium der chronischen Sarkoidose höchst unsicher, aber auch abhängig von rechtzeitiger, sachgemäßer Therapie und verläßlicher Compliance des Patienten. Selbst nach klinischer Normalisierung aller Befunde ist die Annahme einer definitiven Restitutio ad integrum nicht gerechtfertigt und erfordert jahrelange Kontrollen.

Zur Vermeidung einer irrtümlichen Bewertung von in Tab. 7 aufgeführten prognostischen negativen Faktoren bedarf es hinsichtlich ihrer allgemeinen Bedeutung einer Relativierung. Das gravierend negative Indiz der Therapieresistenz z. B. spielt wegen der Seltenheit des Vorkommens nur eine geringe Rolle.

Eine fatalistische Einstellung zur Prognose der Sarkoidose ist heute nicht mehr gerechtfertigt. Seit Einführung der Corticoidtherapie steht uns, wenn auch kein Heilmittel, so doch ein Sarkoidosetherapeutikum zur Verfügung, das zu einer Wende der Prognose der Sarkoidose geführt hat.

Es liegt in der Hand des Arztes, durch rechtzeitigen hoch genug dosierten und genügend langen Einsatz der Corticoide, unterstützt durch die erforderlichen flankierenden Maßnahmen, das Schicksal des Patienten mitzubestimmen. Eine wichtige Voraussetzung ist allerdings die verständige Mitwirkung des Patienten selbst, wobei auch der Sarkoidose-Selbsthilfeorganisation durch sachkundige Aufklärung eine wichtige Aufgabe zufällt.

20 Sarkoidose und Schwangerschaft

K. Wurm

Eine komplikationsfreie Sarkoidose ist keine Indikation zur Interruptio. Einem Kinderwunsch kann durchaus zugestimmt werden, sofern eine nennenswerte Einschränkung der Lungenfunktion nicht besteht und andere Organe nicht betroffen sind. Eine Unterbrechung der Schwangerschaft ist bei fortgeschrittener Sarkoidose, insbesondere bei Myokardsarkoidose, angezeigt.

Nach Ausbleiben der Regelblutung reduziert man die bestehende Medikation auf die Hälfte und setzt sie nach der zweiten ausgebliebenen Blutung ganz ab. Nach der Entbindung soll durch Verordnung von Prolactinhemmern (z.B. Pravidel) das Ingangkommen der Laktation verhindert und anschließend auf das Stillen verzichtet werden.

Postpartale Verschlechterungen führen meist zum gleichen Befundmuster wie vor der Schwangerschaft und stellen sich innerhalb von 1–2 Monaten ein.

Eine Gefährdung des Fetus durch die mütterliche Sarkoidose besteht nicht, von einer kongenitalen Sarkoidose ist nichts bekannt.

In der Mehrzahl aller von uns beobachteten Fälle kam es während der Gravidität zur Besserung des Lungenbefundes, bei einem Drittel verhielt sich die Sarkoidose stationär, eine Verschlechterung konnte nicht festgestellt werden. Es besteht somit eine Parallele zum Einfluß der Schwangerschaft auf das Asthma bronchiale.

Pathophysiologisch sind die Beziehungen zwischen Sarkoidose und Schwangerschaft hormonell bedingt. Die während der Schwangerschaft verstärkte ACTH-Ausschüttung aus dem Hypophysenvorderlappen bewirkt gesteigerte Aktivität der Nebennierenrinde. Dieser offenkundig günstige Einfluß der Gravidität mag als naturgegebener Fingerzeig für die bei der Sarkoidose einzuschlagende Therapie verstanden werden.

Literatur

Wurm, K., G. Franz: Einfluß der Gravidität auf den Verlauf der Lungensarkoidose. Tuberk.-Arzt 134 (1962) 425

21 Sozialmedizinische Beurteilung

K. Wurm

Angesichts der Besonderheit der Sarkoidose, bei welcher trotz Erkrankung viele Patienten völlig beschwerdefrei sind und die körperliche Leistungsfähigkeit sogar bei ernsten Befunden zuweilen nur wenig beeinträchtigt ist, ergeben sich bei Beurteilung von Arbeitsfähigkeit, Behinderungsgrad und Berentung spezielle Gesichtspunkte.

Allein schon die verschiedenartig zu beurteilenden beiden Verlaufsformen akute und chronische Sarkoidose sind entscheidend. Insbesondere ist zu beachten, daß bei den oben genannten Fragestellungen der Stadienzugehörigkeit (Kap. 5) keinerlei Bedeutung zukommt.

Maßgebend sind Befindlichkeit des Patienten, Funktionsausfall der betroffenen Organe, Kenntnis des vorausgegangenen Krankheitsverlaufes, voraussichtliche Dauer und Prognose der Erkrankung.

Literatur

Wurm, K.: Sozialmedizinische Beurteilung. In Wurm, K.: Sarkoidose. Thieme, Stuttgart 1983 (S. 231)

22 Selbsthilfeorganisation

K. Wurm

Das Bedürfnis nach sachkundiger Information ist bei Patienten mit Sarkoidose als einer wenig bekannten und vielfach noch immer als „rätselhaft" bezeichneten Krankheit besonders groß. Es kommt hinzu, daß es sich mehrheitlich um eine chronische, oft über Jahre sich hinziehende Krankheit handelt, bei welcher für erfolgreiche Behandlung die Kooperation des informierten Patienten Voraussetzung ist. Dem behandelnden Arzt fällt daher die besondere Aufgabe zu, die Patienten über das Wesen ihrer Krankheit und den Sinn der Behandlungsweise eingehend zu unterrichten.

Diesem Bedürfnis Rechnung tragend, wurde seitens der Patienten die Deutsche Sarkoidose-Vereinigung e.V. gegründet mit dem Ziel, den Betroffenen die Gelegenheit zum gegenseitigen Erfahrungsaustausch zu verschaffen, an den örtlichen Arztvorträgen teilzunehmen und sich anhand des regelmäßig erscheinenden Mitteilungsblattes über die aktuellen Fragen auf dem laufenden zu halten.

Anschrift: Deutsche Sarkoidose-Vereinigung e.V., Postfach 3043, 40650 Meerbusch.

Weiterführende Literatur

Böttger, D.: Sarkoidose. Barth, Leipzip 1982
James, D. G., W. S. Williams: Sarcoidosis and other Granulomatous Diseases. Saunders, Philadelphia 1995
Kohout, J.: Die Sarkoidose. Ein klinisch-immunologischer Bericht. Facultas, Wien 1979
Newman, L. S. et al.: Sarcoidosis. New Engl. J. Med. 24.4.1997 (Umfassende Literaturübersicht, wobei jedoch Publikationen in deutscher Sprache nicht berücksichtigt sind.)

Scadding, J. G., D. N. Mitchell: Sarcoidosis. Chapman & Hall, London 1985
Wurm, K., H. Reindell, L. Heilmeyer: Der Lungenboeck im Röntgenbild. Thieme, Stuttgart 1958
Wurm, K.: Sarkoidose. Thieme, Stuttgart 1983

Sachverzeichnis

Zahlen in *Kursivschrift* verweisen auf einschlägige Abbildungen

A

ACE s. Angiotensin-converting enzyme
Adams-Stokes-Anfälle 20
Adenopathie, bihiläre *11*, 24
Agens, auslösendes 5
Aktivität, Sarkoidose 55
Akute Sarkoidose 2, 13, 22, 24
Allgemeinkrankheit 4
Altershäufigkeit 2
Alveolitis 31
Anämie, hämolytische 28, 51
Anatomie s. Pathologie 15 ff.
Angiitis granulomatosa 21, 37
Angina pectoris 8
Angiotensin-converting enzym (ACE) 17, 28, 54, 56
Ansteckungsfähigkeit 2
Antagonismus, pathognomonischer 9
Aquaeductus Sylvii 8
Arbeitsfähigkeit 12
Arthritis 24, 25
Aspergillom 31
Atemnot 8
Ätiologie 6, 11, 16
Augensarkoidose 25, 41, *42*, 43
– Aderhaut 41
– Bindehaut 41
– Biopsie 41
– Erblindung 43
– Exophthalmus 41
– Glaskörper 41 f.
– Iris 41
– Keratopathie 41
– Netzhaut 41
– Pseudotumor 41
– Stauungspapille 41
– Therapie 41
– Uvealtrakt 4
Ausheilung 29, 67
Autoimmunkrankheit 2 f.
Azathioprin (Imurek) 58

B

BAL 33
Begutachtung 13, 70
Behandlungsdauer 62
Berufskrankheit 2
Bewegungstherapie 65
Biopsiemethoden 22 f., 33, 41
Blutbild 28
Blutbildende Organe 52
Blutgase 32
Blutgefäße 39
Blutsenkung 28
Bronchialschleimhaut 30
Bronchialspülung 33
Bronchobiopsie 33
Bronchusverschluß 8

C

Calcium 28
Cataracta complicata 41
Chloroquin (Resorchin) 58
Chorioretinitis 41
Chronic fatigue syndrome 30
Chronische Sarkoidose 2 f., 26
Cor pulmonale chronicum 9, 36 f.
Corticosteroide (Pharmakologie) 57, 59
Corticosteroidtherapie 2 f., 58
– Bedeutung 62
– Behandlungsdauer 62
– Corticoidresistenz 60
– Effizienzprüfung 62
– Myopathie 60
– Nebenwirkungen *59*
– orale Applikation 61
– parenterale Applikation 61
Cortisonausweis 64
Cushingoid 60
Cyclophosphamid (Endoxan) 59
Cyclosporin A 59

D

Dakryozystitis 41, *42*
Daniel-Biopsie 50
Darmsarkoidose 51
Definition der Sarkoidose 3
Diabetes insipidus 5
Diagnostik 9, 13, 22, 25, 28, 55 ff.
Diät 65
Differentialdiagnosen *34* f.
Differentialdiagnostik, histologische 16, 20
Diffusionskapazität 32
Disposition 17
Doppelerkrankungen 56
Dynamik der Stadienabfolge *10*
Dysphagie 51

E

Echokardiographie 38
Einflußstauung 31
Eisberg-Syndrom 26
EKG 38 f., 54
Elektronenmikroskopie 22
Elektrophorese 20
Emphysem 31
Endokardbiopsie 37
Endo- u. exokrine Organe 51
Endstadium 12
Eosinophilie 28
Epidemiologie 2, 6
Epitheloidzellgranulom, s. Granulom
Erbfaktoren 5
Erfassung, epidemiologische 6
Erkrankungsalter 2, 53
Exogenes Agens 5

F

Familiäre Häufung 5
Fazialisparese 48
Fehldiagnosen 26, 29
Femurkopfnekrose 46
Fibrosestadium 12, 31
Fieber 24, 30, 53, 56
Formulierung 14
Frühmanifestation 3

G

Gastrointestinaltrakt 51
Gefäßsarkoidose 56
Gehirn 48
Gelenke 24
Generalisation 7, 9 ff.
Genetischer Kode 5, 8
Genitalorgane 52
Geschichte 1
Glaskörperveränderungen 42
Glucocorticoide 58 ff.
– Kontraindikationen 60
– Nebenwirkungen 59
– Resistenz 60
– Therapie 61 f.
Granulom, Differential-
  diagnose 20 f.
– Histologie 18
– hyaline Nekrose 19
– krankmachendes Prinzip 8
– Lokalisationen 20
– Spezifität 15
Grippeschutzimpfung 35

H

Hämoptyse 31
Harnorgane 49
Häufigkeit, Organsarkoidosen 3
Haut 44
– Lokalisationen 44
Hautbiopsie 44
Heilung 29
Helfer-Zellen 16, 55
Heerfordt-Syndrom 48, 52
Herzsarkoidose 2 f., 36
– Aneurysma 38
– Diagnostik 38
– Folgen 37
– Häufigkeit 36

– Infarkt 37
– Klappenfehler 30
– Kranzgefäße 36
– Management 39
– Rhythmusstörungen 37
– Schrittmacher 39
– Therapie 39
– Transplantation 36
Hirnnerven 48
Hodgkin-Krankheit 50
Höhlenbildungen 31
Hornhautdegeneration 51
Hydroxyprolinausscheidung 46
Hyperergie 37
Hyperkalzämie 28, 49, 59
Hyperthyreose (Myxödem) 51
Hypothyreose 51

I, J

Immunität 7
Immunologie 7
Imurek s. Azathioprin
Indikationsstellung, medika-
  mentöse 13
Indizienbeweis, Ätiologie 6
Infektanfälligkeit 50
Inhalationskrankheit 8
Initialsyndrom 25
Interkurrente Erkrankungen 56
Interpretation, Sarkoidose 3
Interstitium 2 f.
Intoxikation 8
Inzidenz 2
Iridozyklitis 41
Iritis 41

K

Kavernen 8 f., 21
Kehlkopf 52
Keimdrüsen 52
Killerzellen 16
Kindesalter 53
Klinik, allgemein 22, 24 ff., 27, 41 f., 54
Knochenmark 46, 52
Knochensystem 45 f.
Kollagenosen 3
Kongenitale Sarkoidose 2, 69
Konjunktivalbiopsie 41

Konjunktivitis 41
Kontraindikationen gegen Cor-
  ticoide 59
Kooperation 65, 68
Koronargefäße 36
Krankheitsaktivität 55 f.
Krankheitsbeginn, Zeitpunkt 26
Krankheitsdauer 28
Krankheitsfeststellung, Anlaß 26
Krankmachendes Prinzip 8, 21
Krebserkrankung 56
Kveim-Reaktion 7, 22, 25, 55

L

Laboruntersuchungen 25, 28
Laparoskopie 51
Lavage, bronchopulmonale 31
Leber 51
Leiomyomatose 34
Leitsymptom 27
Letalität 9
Löfgren-Syndrom 2
Lungen 30 ff.
Lungenadenomatose 34
Lungenamyloidose 34
Lungendystrophie 34
Lungenfibrose, idiopathische 34
Lungenfunktion 9, 31 ff.
– Diffusionsstörung 32
– Meßmethoden 32
– Obstruktion 32
– Perfusion 32
– Restriktion 32
– Verteilungsstörung 39
Lungensarkoidose 30 ff.
Lungentransplantation 35
Lupus pernio 44
Lymphknoten 27 f., *50*
Lymphogranulomatose 34
Lymphopenie 7
Lysozym 28, 54

M

Magen 51
– Blutung 51
Makulopathie 41
Mamma 52
Manifestationsfaktoren 3

Sachverzeichnis

Manifestationsformen 41
Masken 3
Mediastinale Lymphome 31
Mediastinoskopie 22
Medikamente 58, *59*
Melatonin 58
Metastasenbild 31
Methotrexat 59
Miliartuberkulose 9
Milz 51
– Exstirpation 51
– Ruptur 51
Mittellappensyndrom 8, 31
Morbus Crohn 51
Mors subita 3, 9, 36
Mumps 52
Münzenherde 51
Muskelatrophie 47
Myokardsarkoidose 36

N

Nachweisbarkeit von Organ-
  veränderungen 3
Narbensarkoide 44
Nebennieren 52
Nebenwirkungen, Corticoide
  59
Nekrosefaktor 28, 58
Nephritis interstitielle 43
Nephrokalzinose 43
Nephrolithiasis 43
Nervensystem 48 f.
Netzhaut 41
Nieren 43 f.
Nosologie 3 ff.

O

Ohrspeicheldrüse 52
Optikus 41 f.
Orale Corticoidtherapie 61
Organlokalisationen *4*, 27, *46*
Organsensibilität 3
– Toleranz 3
Osteoporose 46
Ostitis cystoides (Jüngling) 45
Ovarien 52

P

Pankreas 52
Parotis 52
Pathognomonisches Syndrom
  9
Pathologie 15 ff.
Pantoxiphyllin 58
Perfusion 33
Perikard 37
Pilzbesiedelung 31
Pleura 31
Plötzlicher Tod 3, 9, 36
Pneumothorax 31
Polyglobulie 38
Prädisposition 6, 17
Prävalenz 2
Primäraffektion 9
Prodromalphase 25
Prognose 25, 29, 42, *67 ff.*
Prototypen 11 f.
Pseudorheumatismus 62
Pylorusstenose 51

R

Rasse 6
Reaktionskrankheit 3, 8
Reizleitungssystem 8, 32
Rekrudeszenz 25
Resistenz gegen Corticoide 60
Rezidiv 4, 25
– Muster 4, 69
RRU 26
Rückenmark 48
Rundherde 31

S

Sarkoidosegranulom 15 ff., *18*,
  19
Sarkoidoseinterpretation 3
– Gesetzmäßigkeit im Ablauf
  8
– Lokalisationen *4*, *20*
– Schweregrad 27
Sarkoidosetherapeutika 58, *59*
Schädelknochen 45, *46*
Schilddrüse 51
Schrittmacher 39
Schwangerschaft 69
Sekundärstadium 9
Selbsthilfeorganisation 74

Serumelektrophorese 48
Skelettmuskulatur 47
Sozialmediznische Beurteilung
  48
Spätmanifestationen 3
Speicheldrüsen 52
Splenektomie 51
Stadiengesetzlichkeit *10*
– Bedeutung 13
Stadium Null 13
Standarddiagnostik 54 ff.
Stauungspapille 41
Suppressionstherapie 6
Synacthen 53
Synovitis 3
Szintigraphie 45

T

Therapie 57 ff.
– Alternative 65
– Applikation 61
– Basistherapie 56, 65
– Bewertung 62
– Effizienz 62
– Fehler 35
– flankierende Maßnahmen
  65
– Gesamtkonzept 65
– Indikationen 59
– Kontraindikationen 60
– Methodik 61
– Nebenwirkungen *59*, 61
– Wirkung, ohne Erfolg *63*
– – prompt *64*
Todesursachen 28, 36, 48
Tonsillen 51
Trommelschlegelfinger 46
Tuberkulinreaktion 7, 25, 29
Tumormetastasenbild 9
Transplantation Herz 39
– Lungen 35

U

Übertragbarkeit 2
Uvealtrakt 41
Uterus 52

V

Vena-cava-Syndrom 31, 35
Verdauungstrakt 51
Verkalkungen 12
Verkäsung 17, 19
Verlauf 25, 28, 53
Verteilungsstörung 37
Vitalkapazität 32
Vorkommen, geographisches 2

W

Wirbelkörper 45

Z

Ziliarkörper 41
Zweiterkrankungen 28
Zwillinge, eineiige 5
Zytostatika 58